見るだけで心が整う かわいい動物の写真

大阪大学大学院人間科学研究科 教授
入戸野 宏

アスコム

かわいい動物・魚の写真を見る 10の効用

「かわいい」を日々の生活に取り入れると、こんな効果があります！

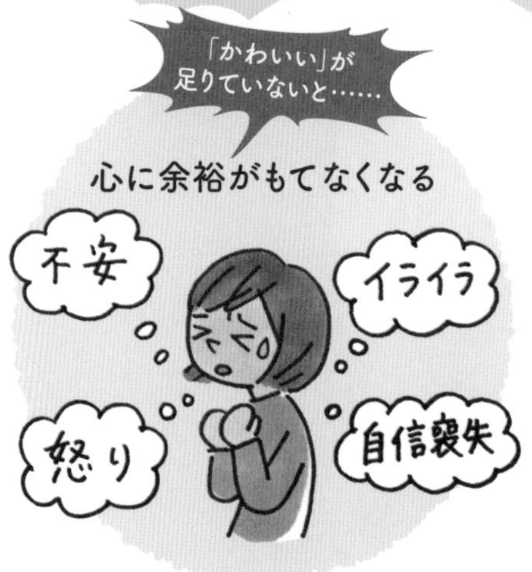

「かわいい」があると……

1 笑顔になれる

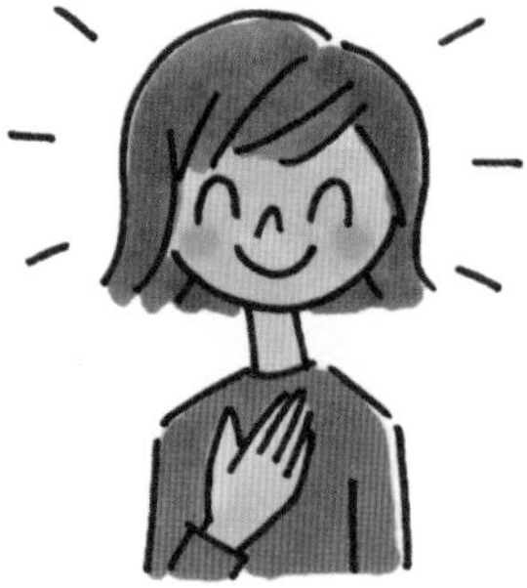

2 楽しくなれる

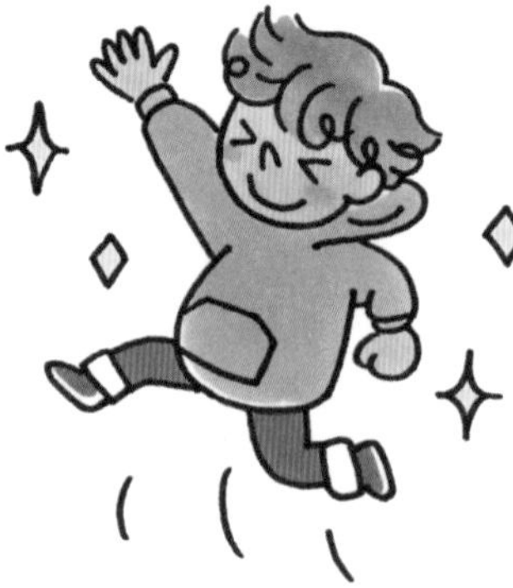

3 やさしくなれる

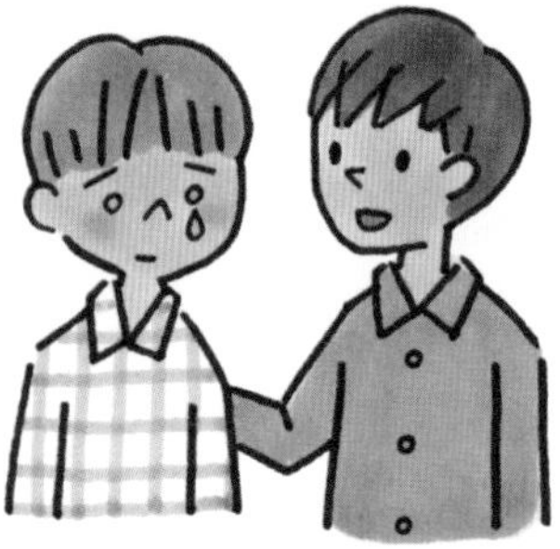

4 広い心になれる

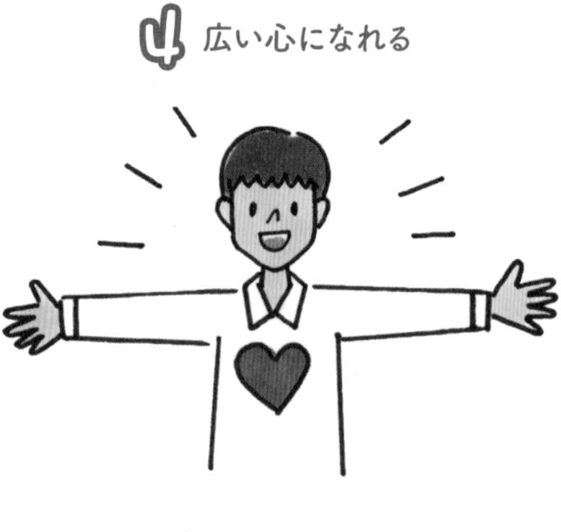

5 他人も自分も大切にできる

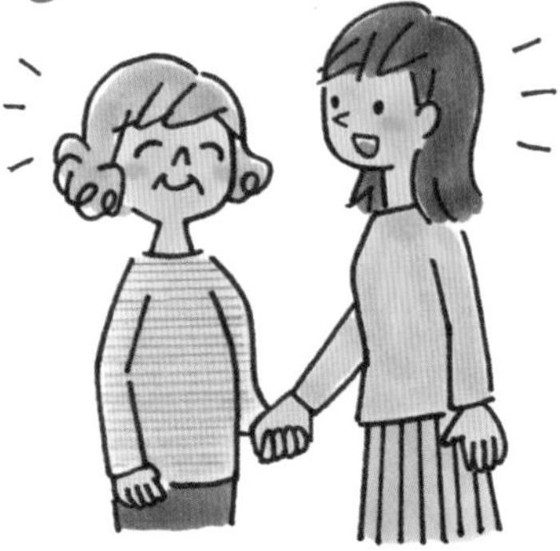

6 人間関係をよくできる

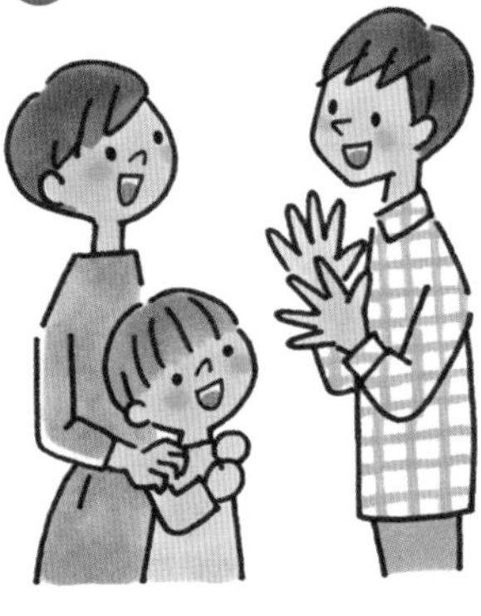

7 多様性を認められる

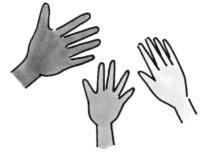

8 気分転換ができる

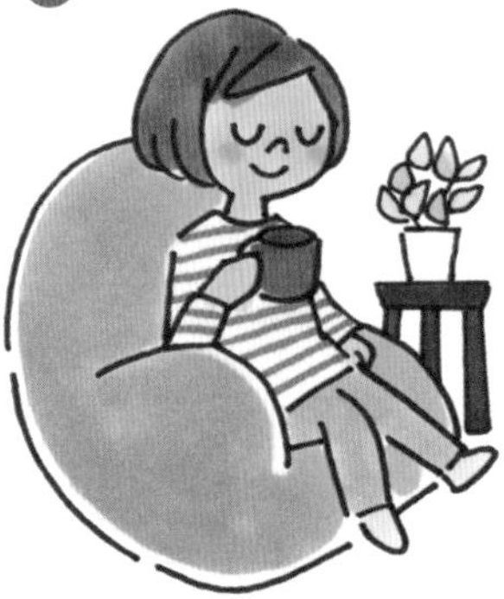

9 集中力を高め、
慎重に行動できる

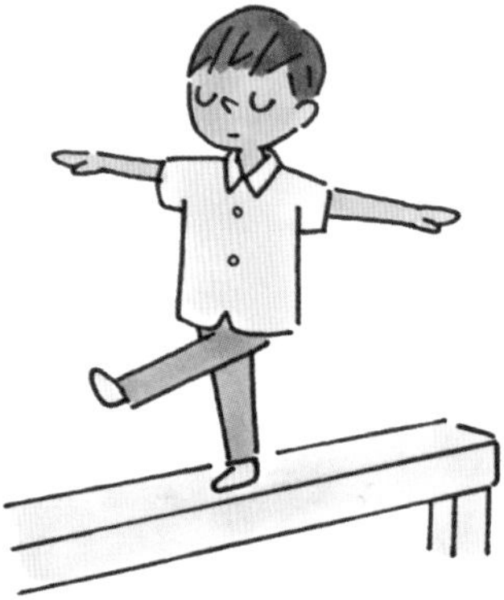

10 集中力を高め、仕事や
勉強の効率を上げられる

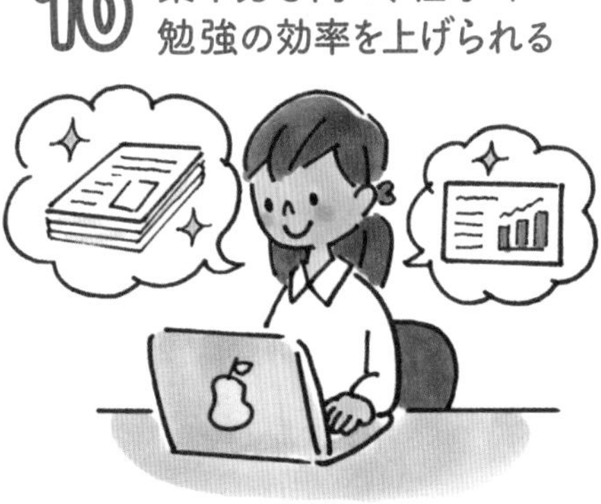

くわしくは6ページからお読みください

contents

本書では日本全国 11 の動物園・水族館にご協力いただいて、飼育員さんが撮った貴重な写真も多数掲載しています。ふだんは見られない、動物たちのありのままの姿をご覧ください。

Part 1

「かわいい」探しの旅へようこそ

大阪大学大学院人間科学研究科 教授
入戸野 宏

「かわいい」の効用はたくさんある

「かわいい」を大学で研究しているって、めずらしいですよね？

初めてお会いする方からよく言われることです。おもしろそうだなという好奇心と、そんなことが研究できるのかという疑いが半々といったところでしょうか。

私は、大学で心理学を教えながら、**「かわいい」に関する研究を15年ほど続けてきました。**認知・感情・動機づけといった人間の心と行動の仕組みについて、実験や調査を行い、科学的な方法に基づいて研究しています。

毎日、私たちが何気なく使っている「かわいい」という言葉。私自身、最初は半信半疑でしたが、そこには、**私たちの生活を豊かにしてくれる、さまざまなメリットがあることがわかってきました。**

日本で生まれた「かわいい」という感性には、少なくとも平安時代から1000年以上も続く歴史があるといわれています。そして、今日使われている現代的な「かわいい」の文化は、1970年代以降の若者、特に女性たちが編み出したものです。当時の大人は、それを未熟で幼稚で取るに足らないものだと見なしていました。

ところが、「かわいい」と言い続けてきた世代が大人になって社会を動かしはじめると、「かわいい」に対する悪いイメージは減り、ポジティブな言葉として幅広く使われるようになりました。その概念は、今や日本のアニメやファッション、キャラクターグッズなどとともに、世界のさまざまな国や地域に広がり、受け入れられています。

私たちが何かを見て「かわいい」と感じると、心や行動に変化が表れます。たとえば、こんな具合です。

❶ 笑顔になれる
❷ 楽しくなれる
❸ やさしくなれる

❹広い心になれる

❺他人も自分も大切にできる

❻人間関係をよくできる

❼多様性を認められる

❽気分転換ができる

❾集中力を高め、慎重に行動できる

❿集中力を高め、仕事や勉強の効率を上げられる

などなど。

なかには、本当に？　と思われるものがあるかもしれませんが、さまざまな研究によって、「かわいい」には人を動かすパワーがあることが実証されてきました。

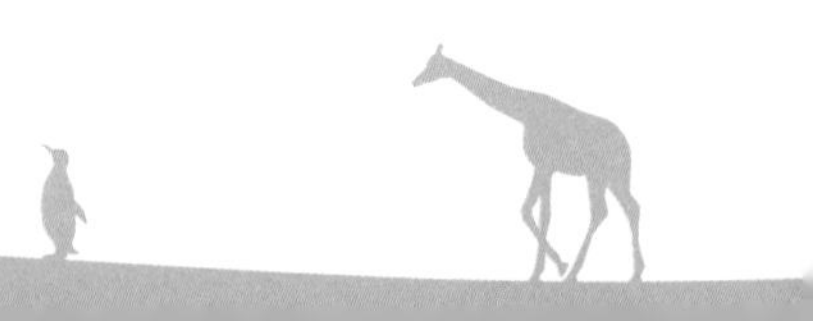

「かわいい」と感じると、やさしくなれる

何かをかわいいと感じると、自然と笑顔になります。

「赤ちゃんに、ついほほえみかけてしまう」「ペットを見ると目尻が下がる」など、かわいいものを見ると笑顔になることは、多くの人が実感していることでしょう。実際に、かわいいものを見ているときの表情筋の動きを記録すると、口角を引き上げる大頬骨筋《だいきょうこつきん》の活動が増え、眉間にシワを寄せる皺眉筋《しゅうびきん》の活動が低下することがわかっています。この反応は1秒もたたずに生じます。また、**「かわいい～」と声に出して言うことでも、笑顔になれます。**最後の「いい～」の部分で、口角が横に引っ張られるからです。

かわいいものを見ると気分がよくなります。

これもまた、多くの人が実感している「かわいい」の効用です。お子さんやペットの写真をスマホの待ち受け画面やパソコンのデスクトップ画面に設定している人は、通勤中や

仕事中に気分を高めようとしているのです。かわいい写真やグッズを手元に置いておけば、何となくイライラしたり、落ち込んだりしたときに、気持ちを切り替えるきっかけとして使うことができます。

かわいいと感じると、やさしい気持ちになります。

意外に思われるかもしれませんが、「かわいい」と「かわいそう」の語源は同じです。かわいそうと感じると、人はその対象を守ってあげたい、助けてあげたいと思います。同じような心の動きは、かわいいと感じるときにも生じます。赤ちゃんや小動物などを見たとき、スペイン語ではtierno/tierna（ティエルノ／ティエルナ）という言葉を使います。これは英語のtender（テンダー）に相当しますが、「やさしい」とか「やわらかい」といった意味です。かわいいものを見て、やさしい気持ちになるのは、世界中どこでも共通しています。

「気分転換」や「注意力向上」になる

「かわいい」は気分だけでなく、行動にも影響を与えます。

かわいいものは注意を引きつけます。

自分がかわいいと思うものは、誰かに言われなくても、ついつい見てしまいますよね。それで、時間を浪費してしまうこともありますが、逆にうまく活用することもできます。家に帰っても仕事のことが頭から離れない、常に何か（育児、介護、人間関係など）に追われている、といったことはありませんか？　かわいいものを上手に使えば、そのパワーで**気分転換ができます。**

かわいいと感じると慎重に行動するようになります。

かわいいものに出会うと、近づきたい、関わりたいという気持ちが生まれます。それが相手を助けたり、守ったりすることにつながることもあります。そうした思いが、集中力を高め、慎重な行動を生み出すと考えられています。赤ちゃんを車から降ろすときと、荷物を下ろすときとでは注意深さがまったく異なりますよね。おそらくそれと同じように、かわいいものを見ると、それを傷つけないように丁寧に慎重な行動を取るようになるのでしょう。そして集中力が高まると、仕事や勉強の効率を上げることにもつながるのです。

「かわいい」で心を整えよう

この本は、そんな「かわいい」のパワーを、私たちの日常生活で最大限に活用する手助けとなるように企画しました。

一言で言えば、

かわいい動物の写真を味わうことで、心を整えよう

ということです。

この本には、日本各地の動物園・水族館にいる動物や魚の写真、特に動物の赤ちゃんたちの写真を厳選して載せています。また、飼育員さんが撮影した、滅多に見られない写真もあります。あなたは、どの子をかわいいと思いますか？

新型コロナウイルスの影響で、人とのコミュニケーションや行動が制限され、いろいろな場面でがまんを強いられることが増えました。それに加えて、戦争が起きたり、物価が上がったりと、たくさんの方々がストレスフルな環境に置かれ、不安や怒りを抱えて生活しています。

そんな今だからこそ、**かわいいものを見て、笑顔になり、やさしい気持ちを思い出し、少しでも心が穏やかになってほしい**と願っています。

「かわいい」なんて子どもだましの現実逃避では？　と考える人もいるかもしれませんね。この世の中にはもっと大事なことがあり、生きていくだけで精いっぱいなのに、そこから目をそむけていいのかと。

それでも「かわいい」は大切なのだ、と太鼓判を押すことが、この本での私の役割です。溺れている人や困っている人を助けたいなら、まずは自分の安全を確保することからスタートしますね。それと同じで、自分の心が整っていなければ、気持ちだけが先走って、空回りしてしまうことがよくあります。**「かわいい」に注目することで、無理せず楽しく心を整えることができます。**

以下では、その根拠を少し述べてみます。難しいなと思ったら、読み飛ばしていただいてかまいません。それでも、24ページからの「この本の使い方」だけは読んでみてください。ただ写真を眺めるよりも、ちょっとした心の持ち方を知っておくと、かわいいと感じることの効果は高まるはずです。

「かわいい」と感じる7つの特徴

一体、「かわいい」とはどういうことなのか?

そうした疑問を抱き、研究の対象にしている人もいます。まずは、今から約80年前、オーストリア生まれの動物行動学者、コンラート・ローレンツさんが考えた「かわいい」について紹介します。

ローレンツさんは、成人や成犬、成猫などのおとなの生き物よりも、赤ちゃんや子犬や子猫などの子どもの生き物のほうがかわいいと感じられることに注目し、そのような気持ちを引き起こす見た目の特徴を、次のようにまとめました。

1 身体にくらべて大きな頭

2 前方に張り出した額

3 顔の中央よりやや下に位置する大きな眼

4 **短くてふとい四肢**
5 **全体に丸みをおびた体型**
6 **やわらかい体表面**
7 **丸みを持つぽっちゃりした頬**

こうした特徴を持つ生き物や物体を見ると、人間は自然とかわいいと感じ、近づいて触れたくなるというのです。確かに、アニメのキャラクターはそのように作られています。赤ちゃんではなくても、こうした特徴（ベビースキーマといいます）を持つマルチーズの成犬やマンチカンの成猫はかわいいと感じられます。

では、そのような特徴の少ないグレーハウンドやアビシニアンは、かわいくないのでしょうか？　飼っている方は「そんなことはない！」と言いますよね。

つまり、**「かわいい」とは単なる見た目で決まるものではなく、見る人の心構えによって変わるのです。**

たくさんの赤ちゃんの顔写真を集めて、特にかわいいと思われやすい赤ちゃんと、それほどでもない赤ちゃんの見た目にどんな違いがあるかを調べた研究があります。その結果は、ベビースキーマのリストとよく一致します。多くの人にかわいいと思われやすい特徴(=かわいさ)というのは、確かに存在するのです。不公平な気もしますが、これは事実です。

でも、そのかわいさをパーフェクトに備えているからといって、誰もがかわいいと感じるわけではありません。ローレンツさんの言うベビースキーマを持たないものでも、かわいいと感じられることがあります。また、「みんながかわいいと言うのはわかるけど、自分にはかわいいと思えない」とか、「赤ちゃんはみんなかわいいけど、やっぱりうちの子が一番だよね」などと言うこともありますね。

そこで、私は、**「かわいい」の本質は見た目ではなく感情であると考えました。**私たちは、見た目のかわいさを手がかりにしながら、相手と自分との関係を推し量りつつ、心の中で「かわいい」という感情を作り出しているのです。**その根底には、安心を感じる、近づきたい、一緒にいたいといった気持ちがあります。**

「キモい」と「キモかわいい」の違いとは？

「キモかわいい」「ブサかわいい」「あざとかわいい」といった新しい言葉は、「かわいい」の本質が、単なる見た目ではなく感情であることを、よく表しています。こうした「○○かわいい」は、「見た目はかわいくないけれど、私は興味があるし、近づきたいと思っている」という共通点を持っています。

「キモかわいい」は、「みんなはキモい（気持ち悪い）と言うかもしれないけど、私にとってはかわいい」という意味です。

単に「キモい」と言ったら、それは完全にネガティブで、救いがありません。相手に近づきたくない、関係を断ちたいということです。しかし、**「キモかわいい」と言うときは、そういったネガティブな部分があることを承知の上で、「でもね、それでもかわいいの」という余裕や遊び心があるのです。**

同じように、「ブサかわいい」は「確かに見た目はブサイクだけど、憎めない愛嬌があって、私はかわいいと思う」、「あざとかわいい」は「確かにあざといけれど、そのあざとさを演出しているところがまたかわいい」のように解釈できます。

つまり、こういった「〇〇かわいい」という表現は、見た目ではなく感情が「かわいい」の本質であるという前提に基づいて生まれた言葉なのです。

「かわいい」は人によって違って当たり前

何をかわいいと感じるかは、それぞれの人の性格や育った家庭、置かれた環境、年齢などによって変わります。

同じものを見ても、かわいいと感じる人もいれば、かわいいと感じない人もいます。私にとって世界一かわいいものが、誰にとっても世界一かわいいわけではないのです。

世の中には、猫よりも犬が好きなイヌ派と、犬よりも猫が好きなネコ派がいるといいます。でも、実際に調べてみると、5人に1人は、どちらもあまり好きではない人たちなのです。

人間の赤ちゃんについても同じです。私が行った国際比較調査によると、日本でもアメリカでもイスラエルでも、年齢を重ねるにつれ、赤ちゃんをかわいいと感じることが増えるという結果が得られています。

だから、「私は動物があまり好きでないのだけど変なのかな」とか、「赤ちゃんをかわいいと思えないなんて、おかしいですよね」などと、心配することはありません。環境や年齢が変われば、かわいいと思えるようになることもあるでしょう。

かわいいと思えないときは、ただ、「今の自分はこういうものがかわいいと思えないんだな」と素直に気づくだけでいいのです。

たくさんかわいいと感じられる人がいい人で、あまり感じられないのはダメな人ではありません。私たちは何にでも優劣をつけたがり、他人と比較してマウントを取りたがりますが、それは「かわいい」とは関係のないことです。

かわいいと感じる対象は違っても、「かわいい」という感情自体は似ています。私の「推し」は、あなたの「推し」とは違うけれども、「推し」を思う気持ちは同じだよねと認め

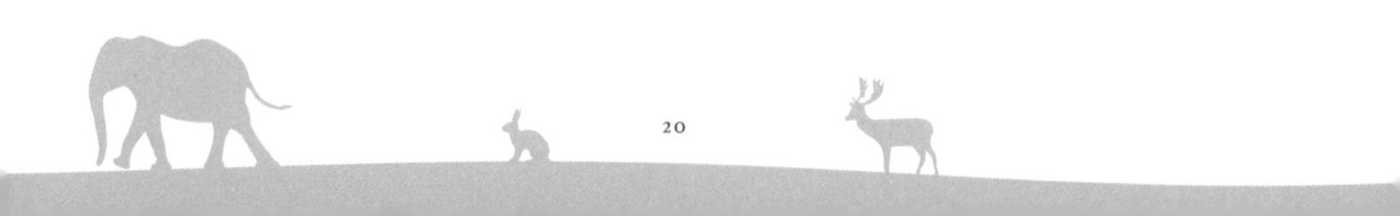

れば、みんながハッピーになれます。

「かわいいと感じるものが、この人とは違う」と気がつくことは、相互理解の第一歩です。

自分の「かわいい」を人に押しつけることなく、それぞれの「かわいい」を尊重していくことが、多様性の理解と受容につながっていきます。

「かわいい」は自分の心が決める

道徳の授業で、子どもたちにこんな場面を想像してもらったことがあります。

ぬいぐるみをテーブルにいくつか並べて、かわいいと思う順にひとつずつテーブルから取り去ってもらいます。そうすると、最後にひとつ、ぬいぐるみが残ります。その最後に残ったぬいぐるみ。まったくかわいくないですか？

みなさんはどう答えるでしょうか？「かわいい」というより「かわいそう」と感じて、余計に愛おしく思えるかもしれません。

これはとても大事なことです。

最後の最後に残ったものであっても、私たちはかわいいと感じることができるのです。

確かに、見た目の手がかりはありますが、かわいいと感じるために相手がこうでなければならないという条件はありません。こうであったらいいのにな、と希望するのは自由ですが、**結局のところ、かわいいと感じるかどうかはあなた次第なのです。**

「いつも完璧でないといけない」「ちょっとしたミスで自分を必要以上に責めてしまう」「自分は周りよりも劣っていると思ってしまう」など、自分に厳しすぎる人はいませんか？

「かわいい」という気持ちを感じたら、そのやさしい気持ちの一部を、ぜひ自分にも分けてあげてください。

私たちもかつては赤ちゃんであり、何もできなくても「かわいい」と思ってくれる人が必ずいました。おとなになった私たちは、ただそれを忘れてしまっているだけです。

「かわいい」でコミュニケーションがうまくいく

「かわいい」という感情をうまく使うことで、人間関係を良好に、円滑にすることができます。

かわいいと感じると、他者を思いやり、オープンマインドになれることもわかってきました。犬を連れている人は、犬を連れていない人にくらべて、道行く人から声をかけられやすかったり、助けてもらいやすかったりするという実験結果があります。**かわいい存在がそばにいるだけで、相手の警戒心が下がるのです。**

かわいいと感じると、あなたは笑顔になります。すると、その笑顔を見た相手は、あなたをかわいいなと感じます。笑顔は、年齢に関係なく、かわいいものだからです。私が以前行った調査でも、赤ちゃんやペットなど数あるものの中で、最もかわいいと評価されたのは「笑顔」でした。笑顔を見ると、見た人も笑顔になります。そして、その**笑顔を見た**

あなたはもっと笑顔になって……という、プラスエネルギーの「かわいい」スパイラルが生じます。

人間は大昔から、集団で生活してきました。集団生活を円滑に進められるような仕組みが、私たちの脳と身体には備わっています。目を見てコミュニケーションをする、笑顔を見せる、といったものです。笑顔でいることは、周囲の人たちに好ましい仲間として認めてもらうための大切なツールなのです。そして、「かわいい」は笑顔と密接に結びついています。

この本の使い方

この本には、日本各地の動物園・水族館にいる動物や魚の写真がたくさん載っています。かわいいものには近づいて触れたくなると、すでに述べましたね。この本では、写真の画質だけではなく、紙の質や本の開きやすさにもこだわりました。テレビやパソコン、スマホの画面では味わえない、手でなでたり、ページをめくったりといった感覚も楽しめるようになっています。

まず、本をパラパラとめくって、**自分がどの子を「かわいい」と思うかを、直感で選んでみてください**。先に述べたように、何をかわいいと感じるかは人それぞれなので、正解はありません。でも、「かわいい」を深く味わうためには、自分にとっての「かわいい」を探してみるのが役に立ちます。あなたの「かわいい」センサーを目いっぱい働かせ、素直な気持ちで、あなたの「推し」を見つけてください。

それができたら、**なぜ自分はその写真がかわいいと思うのかを考えてみてください**。「どこをかわいいと感じているのかな?」「他の写真とはどう違うのかな?」と自分に問いかけてみることで、新しい自分の一面を発見できるでしょう。

次は、**写真を見ているときの「かわいい」という気持ちをしっかり味わってみます**。どんな感じがしますか？　笑顔になって表情がゆるんでいますか？　顔や胸が温かいですか？

写真に対して、「この子が元気に幸せでいられますように！」と素直に願ってみてください。「かわいい〜」と声に出して言ってもいいかもしれません。

「かわいい」は感じるものなのですが、それだけだと、次から次へと新しい写真を求めて大量消費してしまい、気づいたらむなしい気持ちになっていることもあります。お菓子を食べすぎて後悔するのと似ています。

それを防ぐには、**いったん立ち止まって、「なぜかわいいと思うか」を考えてみるのです。**そうすれば、自分がかわいいと感じている状態にしっかりと意識を向けることができます。

「かわいいものが大好き！　浸りたい！」という人もいます。そういう人は、「理由なんか考えたら、かわいいという気持ちが冷めてしまうのではないか？」と心配するかもしれません。

大丈夫です。かわいいものにはそれを上回るパワーがあります。考えることは「かわいい」を深く味わうための秘訣です。でも、理屈で終わるのではなく、最後はやさしい気持ちをしっかり感じるところに戻ってきてください。

かわいいと感じているときに、その感情が強くなりすぎて圧倒されそうになることがあります。人によるのですが、そういう性格の人が一定の割合でいることは報告されています。そのときは、「一歩引いてみる」ということを覚えておいてください。写真集から一度目を離して、**あふれ出るやさしい気持ちを自分や他の人に意識的に向け、心のバランスを取るようにしてください。**

今かわいいと感じられなかった写真も、**時間がたてば、環境が変われば、「かわいい」と感じるようになるかもしれません。**正解はありませんから、何度でも気楽に試してみることをお勧めします。

また、この本は、**他の人とのコミュニケーションを深めるために使うこともできます。**

この写真集を誰かと一緒に見て、あるいは大切な人にプレゼントして、どの写真を一番かわいいと思うか、それはなぜかを話し合ってみてください。

「ああ、この人はこれをかわいいと思うんだ」「これはかわいいと思わないんだ」という意外な気づきがあり、知らなかった相手の一面が見えてくるでしょう。

また、「あの写真は全然かわいくないのに、どうして載っているんだろう」などと会話をすれば、新しい「かわいい」のスタイルを一緒に発見できるかもしれません。

これまで書いてきたように、「かわいい」にはさまざまなパワーがあります。

しかし、どんなものにも光と影があります。「かわいい」の悪い面として、以下の3つが指摘されています。

1 「かわいい」は気が散る原因になることがあります

2　「かわいい」は時間泥棒になってしまうことがあります

3　「かわいい」は圧倒されるほどの強い感情になることがあります

以上の3つは、「かわいい」の強力なパワーの裏返しでもあります。そういう欠点があることも知っておけば、よい面を最大限に発揮できるでしょう。

あなたの「かわいい」を見つけよう

子どものころのドキドキやワクワク、青春時代の恋心やときめきなど、私たちは、日々の雑事に追われるなかで、いろいろな感情を忘れてしまうことがあります。「かわいい」も同じです。**最近、かわいいと感じていないないなと思ったら、今がそれを取り戻すチャンスなのかもしれません。**

こんな時代だからこそ、かわいいと感じるきっかけが身の回りに必要です。この本は、そんな手助けとなるように作りました。とはいえ、「かわいい」を決めるのは見た目だけではありません。みなさん一人一人の心構えにかかっています。

多くの人が笑顔になり、「かわいい」の共感が広がって、世の中に少しでもやさしい気持ちが増えてくれたら、とてもうれしいことです。

小さな楽しみが、自分を癒やすことにつながり、ひいては社会全体に貢献するかもしれない。そう考えると、「かわいい」にますます魅力を感じませんか？

今回は、動物の赤ちゃんの写真を多めにセレクトしました。でも、動物園・水族館には、赤ちゃんだけでなく、年老いた動物もいます。人間のおじいちゃんやおばあちゃんをかわいいと感じることがあるように、年老いた動物がかわいくてしかたがない、と言う人もいます。本書をきっかけにして、お近くの動物園・水族館にぜひ足を運んでみてください。

前置きが長くなりました。

さあ、あなたの「かわいい」を探す旅へ出発です。

写真集を楽しむためのチェックリスト

□あなたはどの写真を一番かわいいと感じますか？

↓それはなぜかを考えてみましょう。

□かわいいと感じている心の状態に気づいていますか？

↓そのやさしい気持ちをしっかり味わってみましょう。

□かわいいものに執着して、苦しくなっていませんか？

↓一歩引いてみましょう。あふれた気持ちを自分に向けてバランスを取ってみます。

相手も大切、自分も大切です。

□かわいいと感じられませんか？

↓心配はいりません。「今の自分はそういう状態なのだ」とただ気づいてください。

Part 2

見るだけで心が整う かわいい動物 & 魚の写真

・本書に掲載している写真は、動物園・水族館からご提供いただいたものです。飼育員さんが撮影した、普段は見ることのできない貴重な写真を数多く掲載しています。

・掲載されている動物の赤ちゃんは、撮影された当時より成長しているため、動物園・水族館では写真の姿が見られない場合があります。

・詳しくは、動物園・水族館のホームページなどでご確認ください。本書に掲載した各動物園・水族館は122～127ページの「Part 3 動物&魚たちに会いに行こう！【動物園・水族館データ】」に掲載しています。

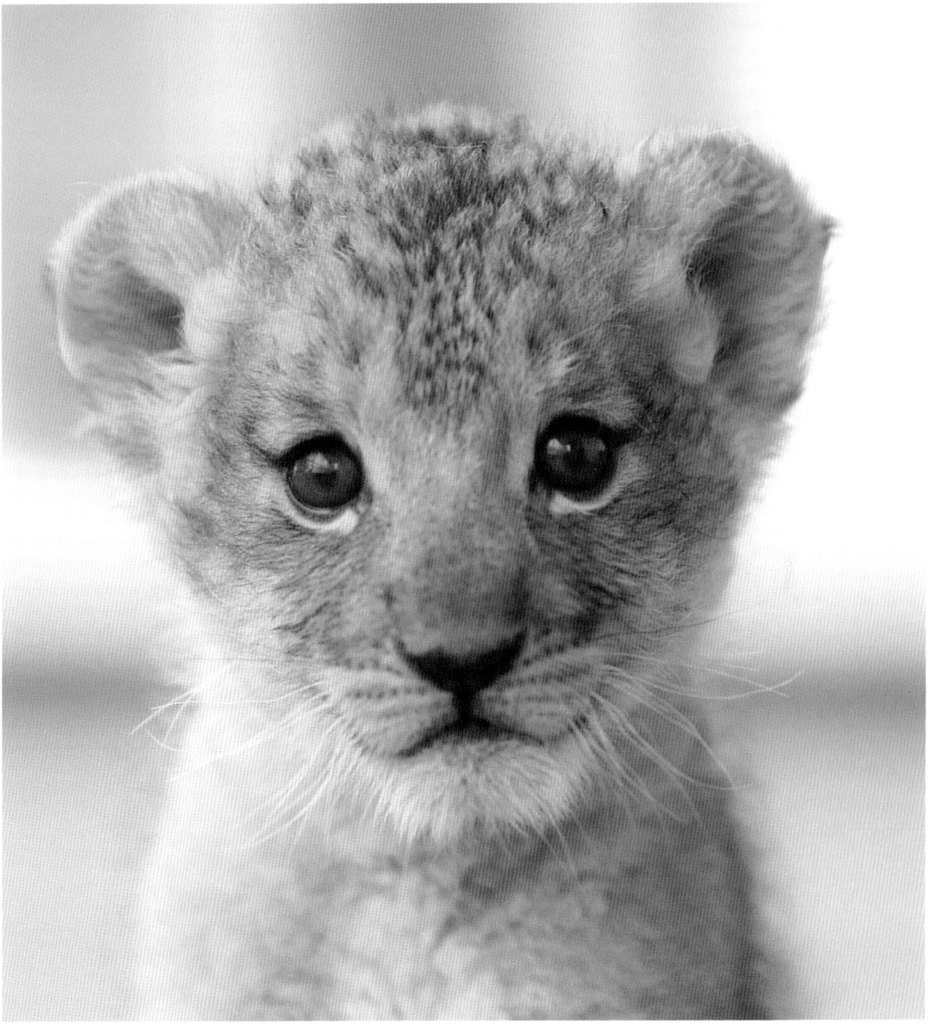

ライオン

九州自然動物公園
（アフリカンサファリ）
大分県

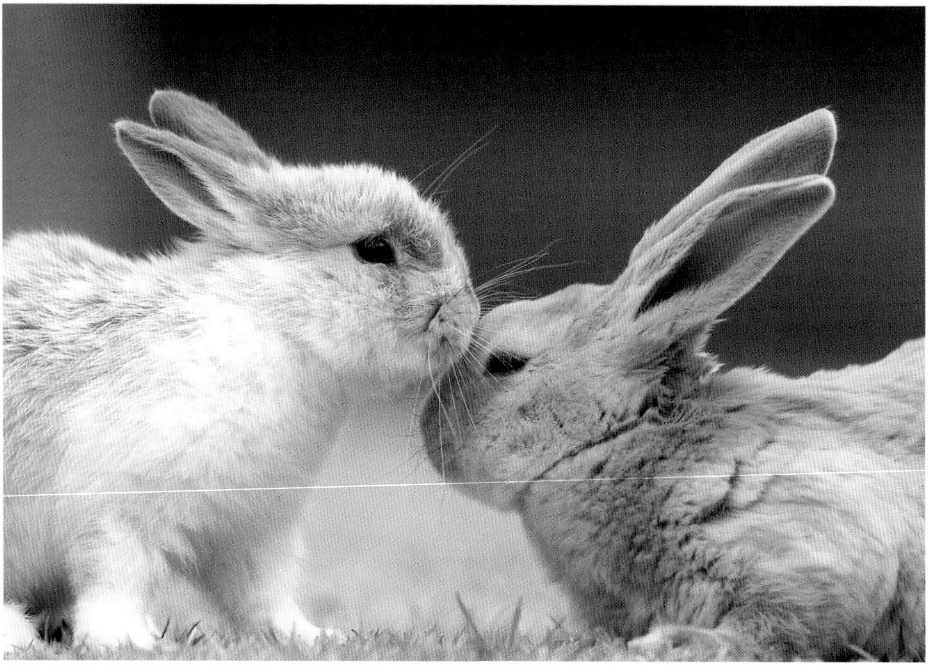

ウサギ

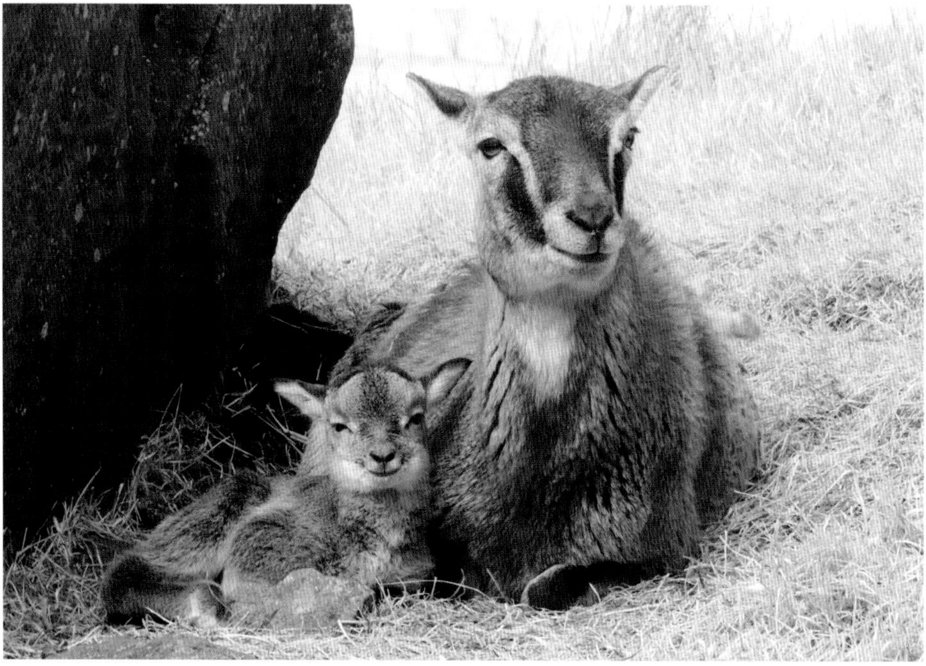

ムフロン

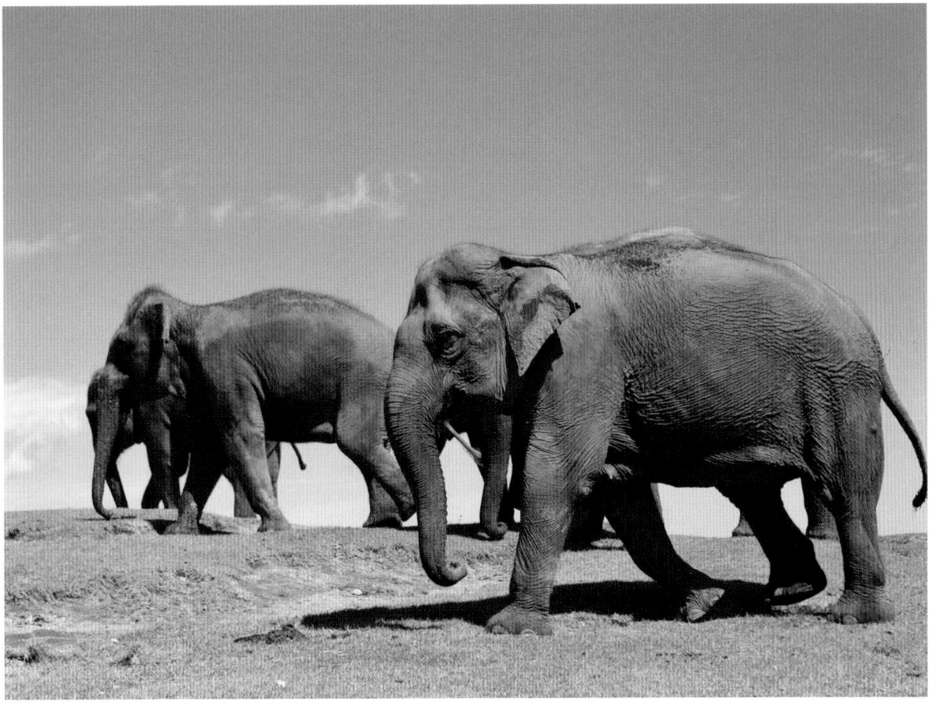

アジアゾウ

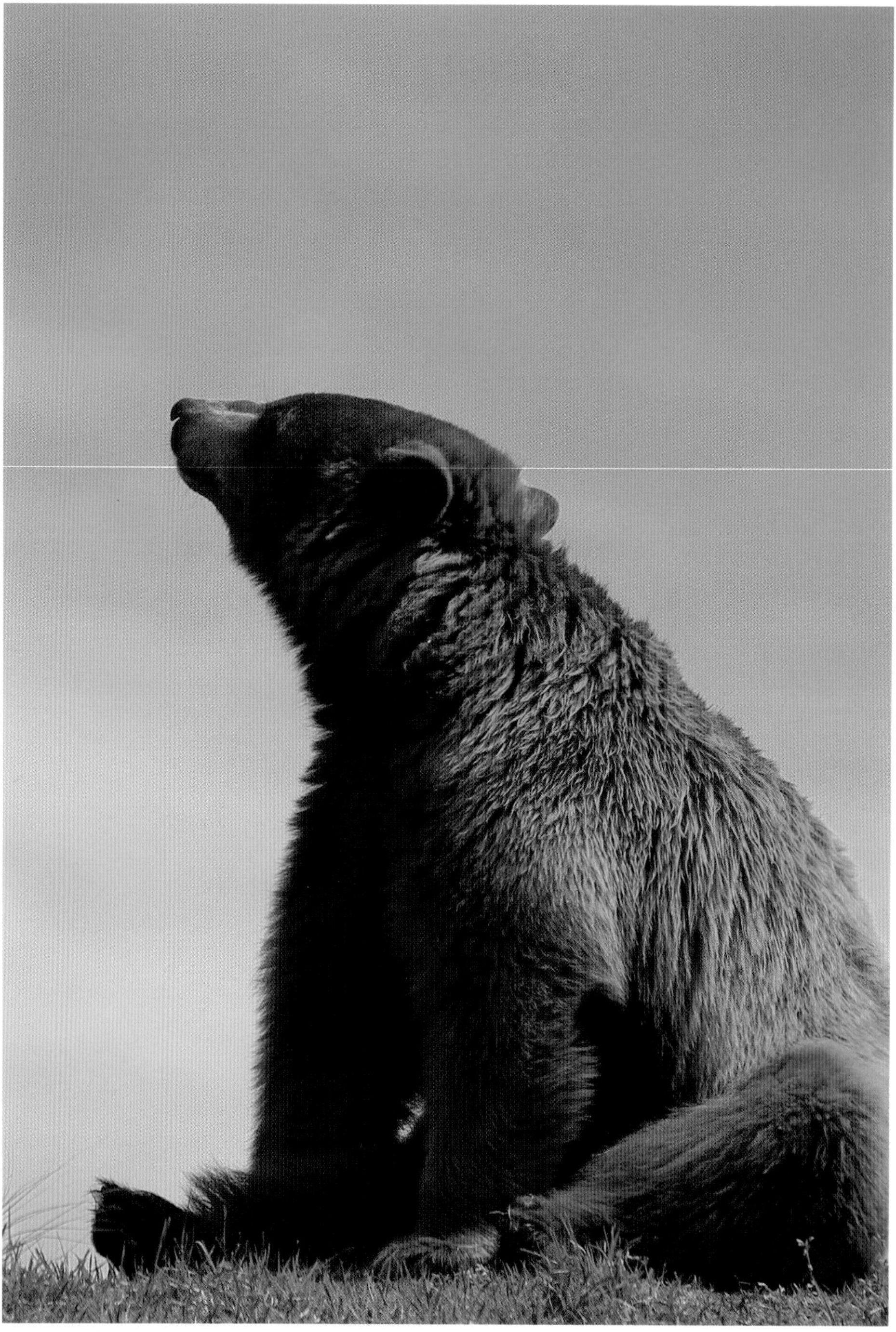

アメリカグマ

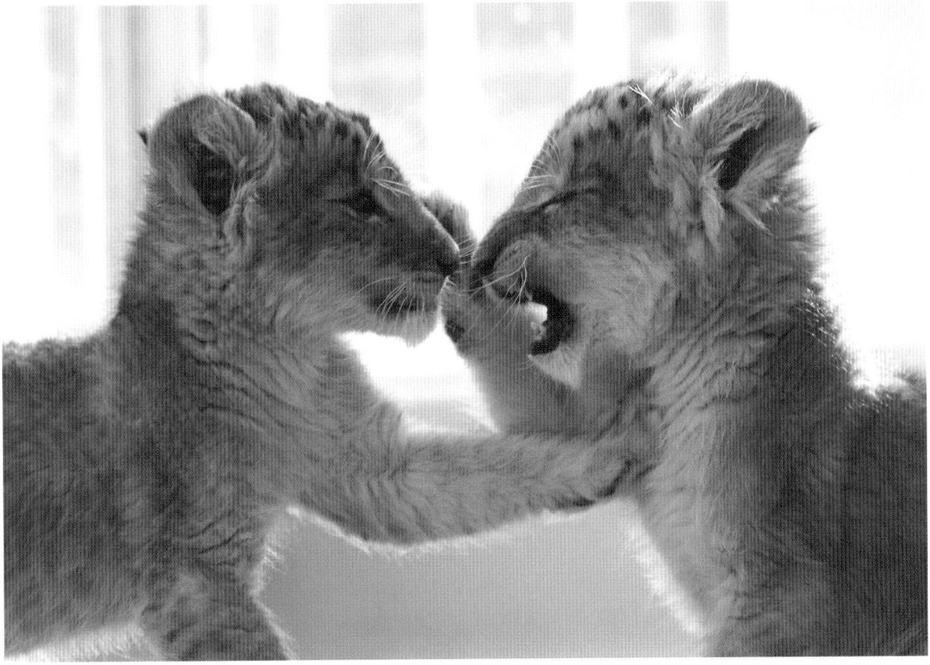

ライオン

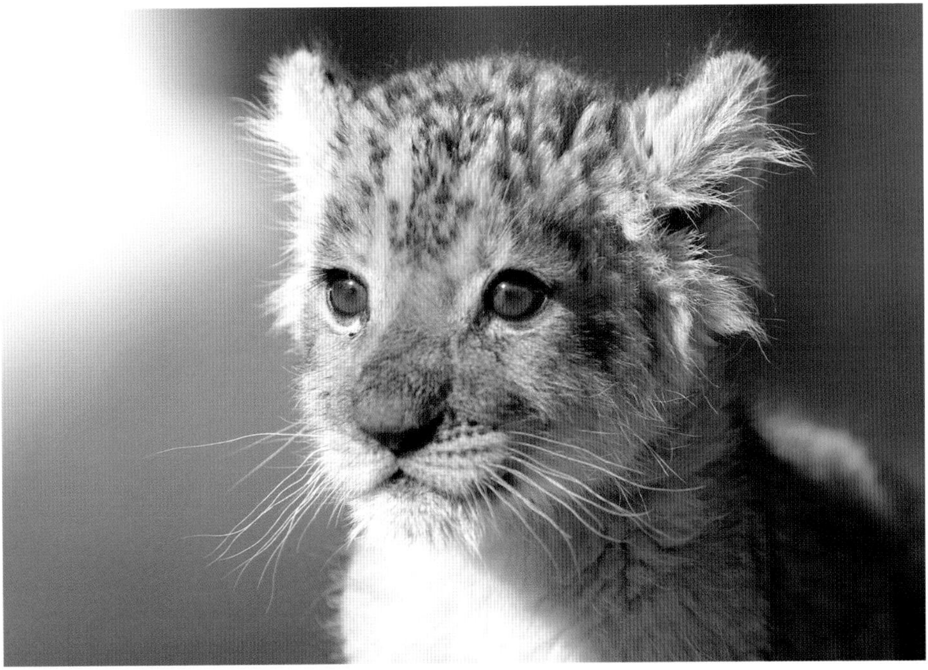

ライオン

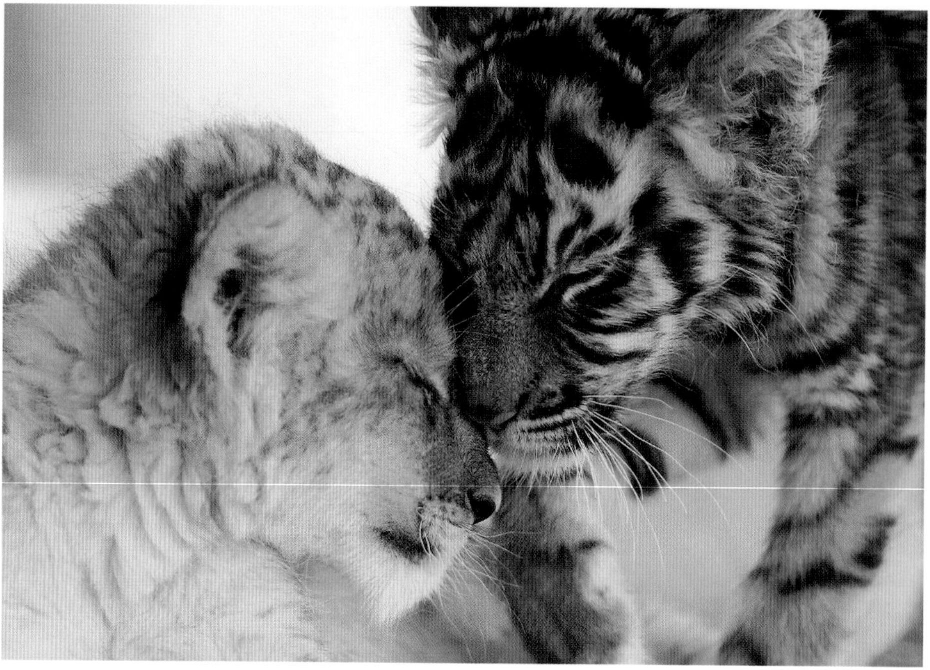

ライオン（左）＆ベンガルトラ（右）

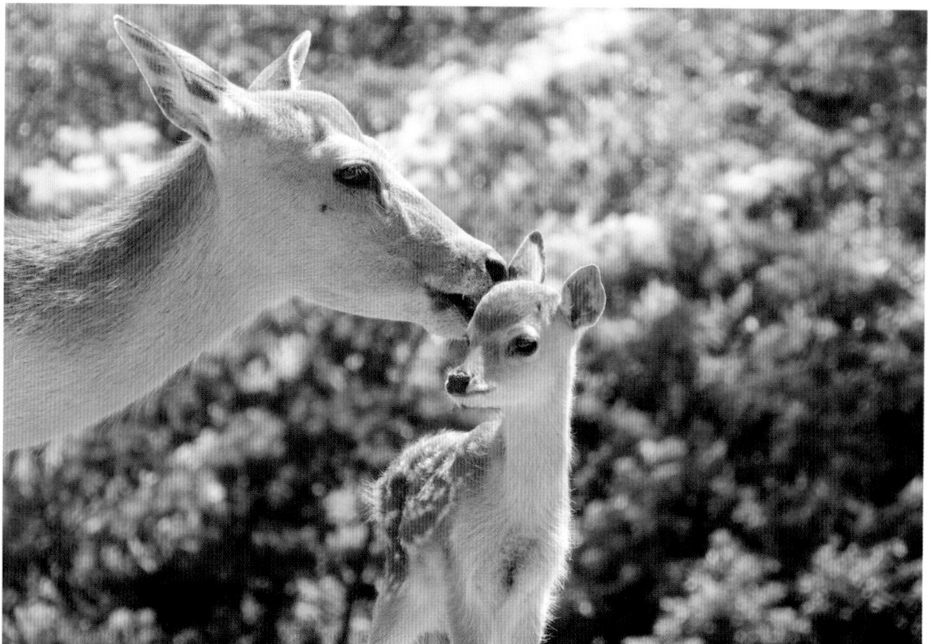

ニホンジカ

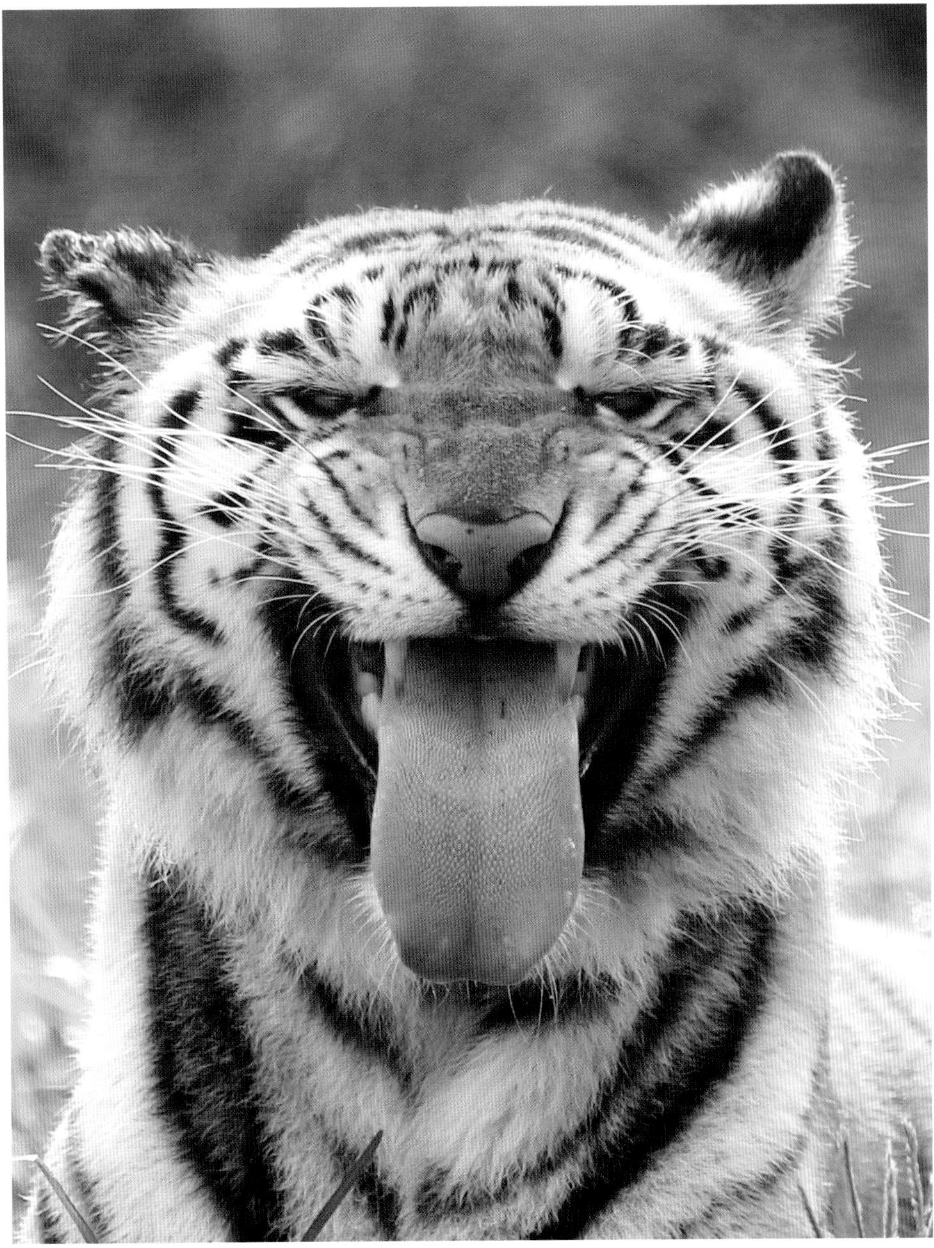

ベンガルトラ

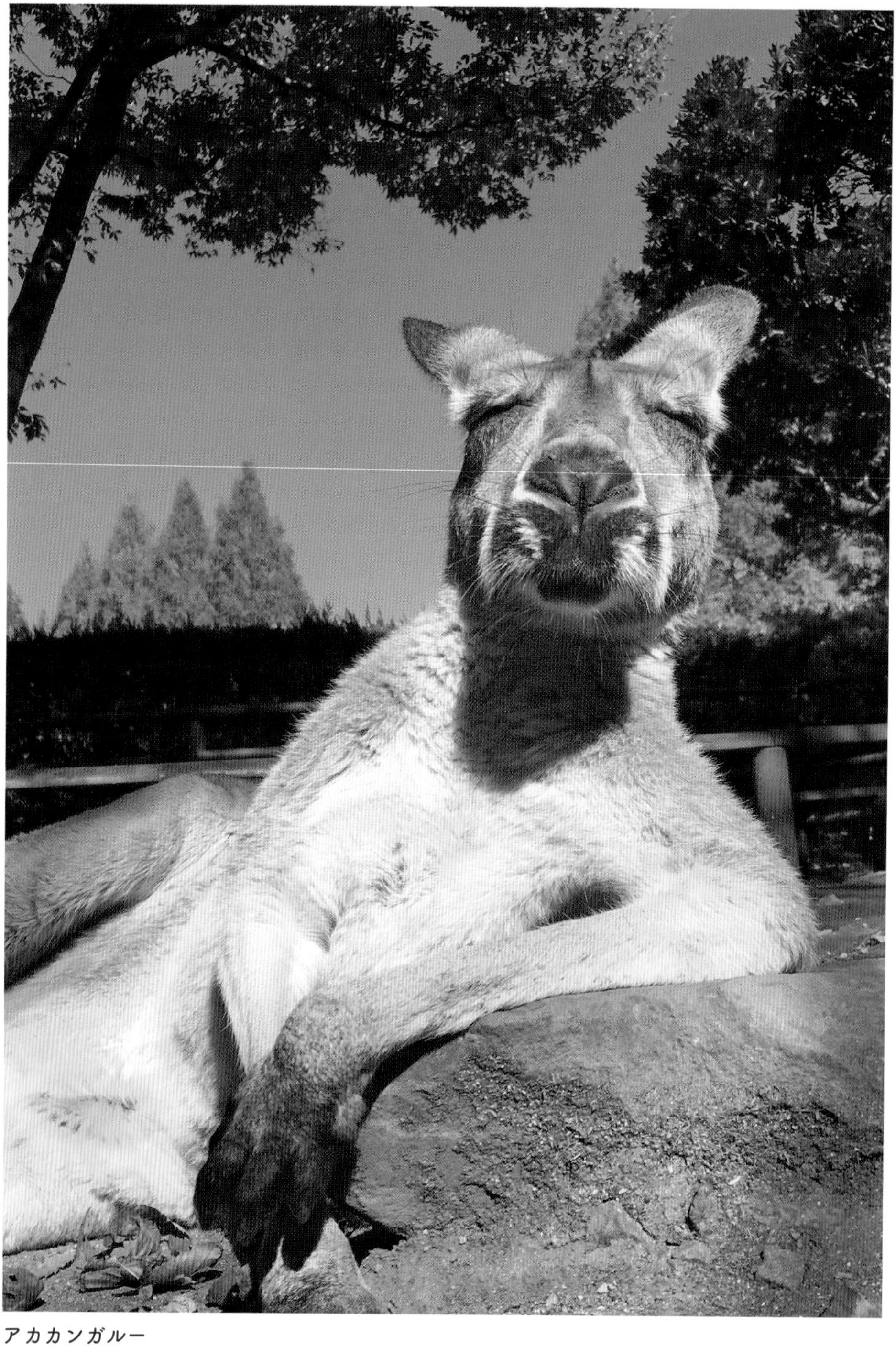

アカカンガルー

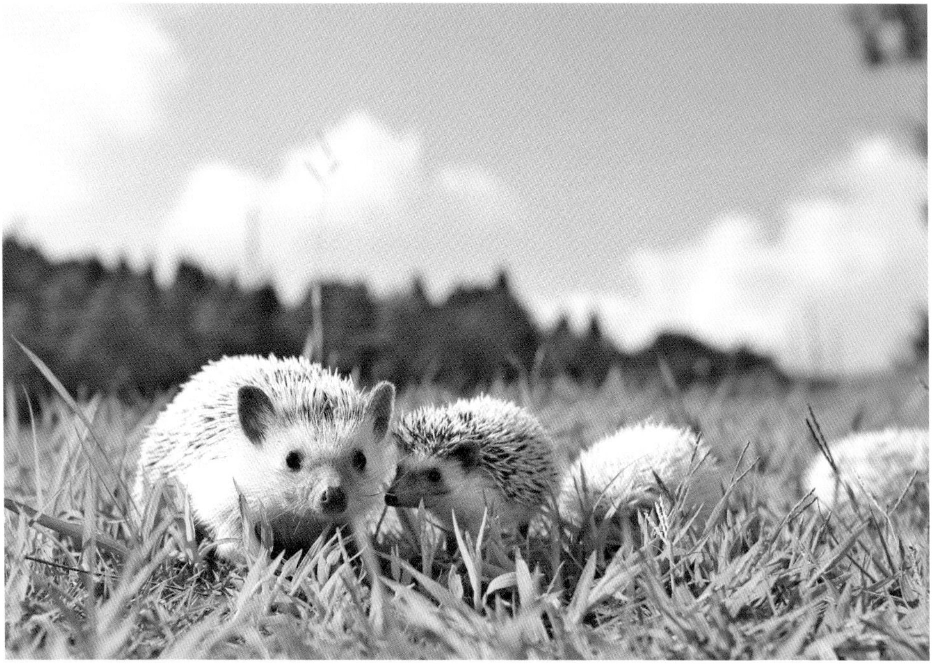

ハリネズミ

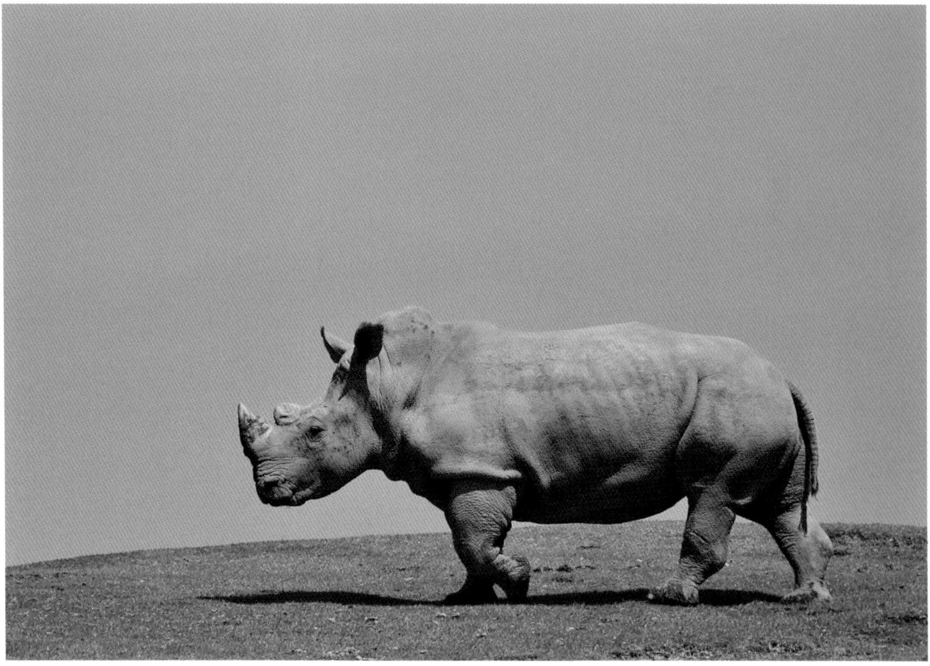

シロサイ

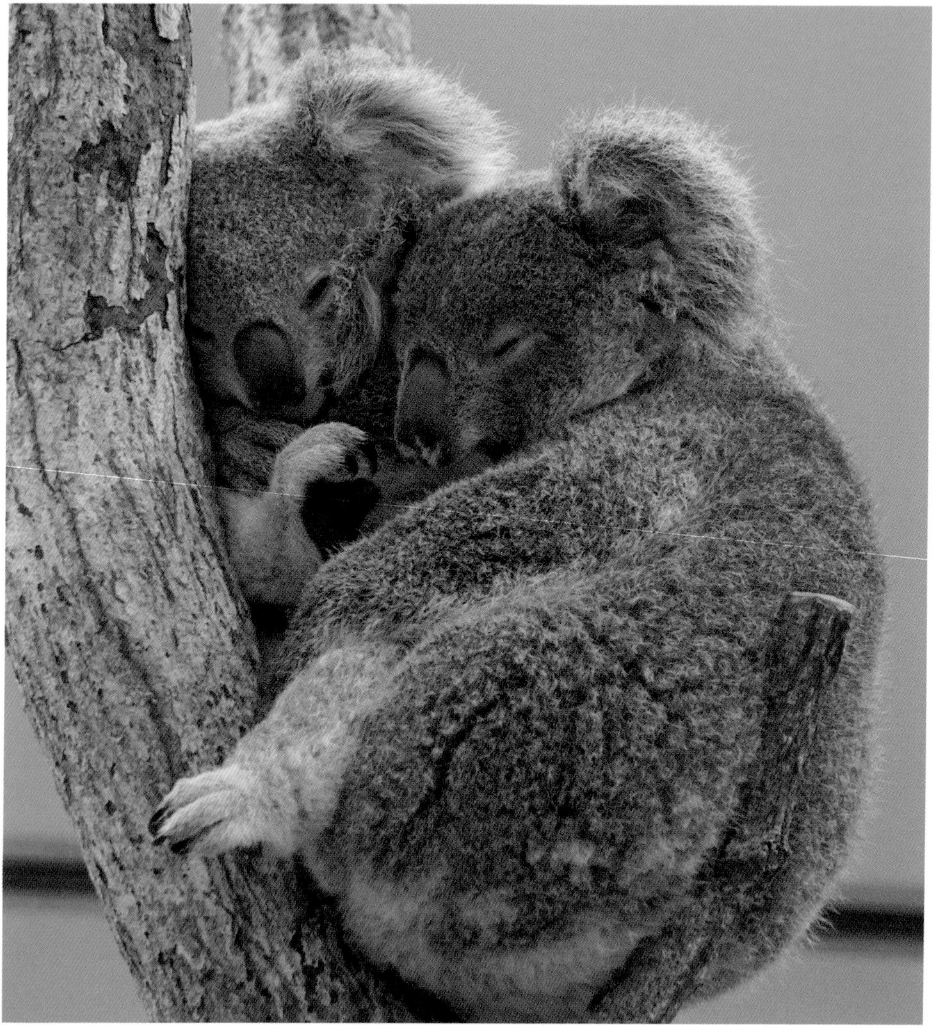
コアラ

埼玉県こども動物自然公園

埼玉県

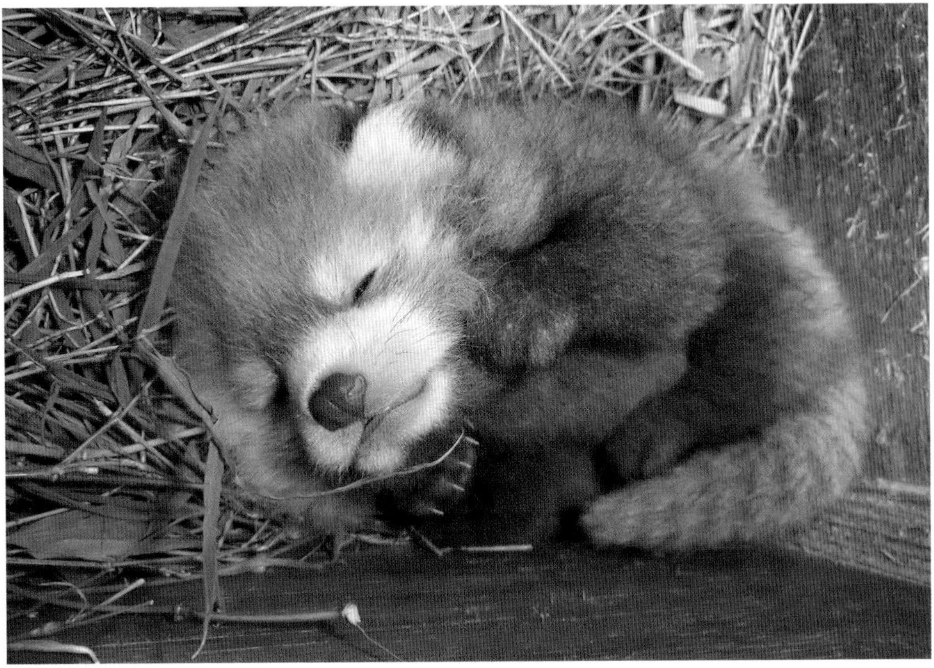

レッサーパンダ

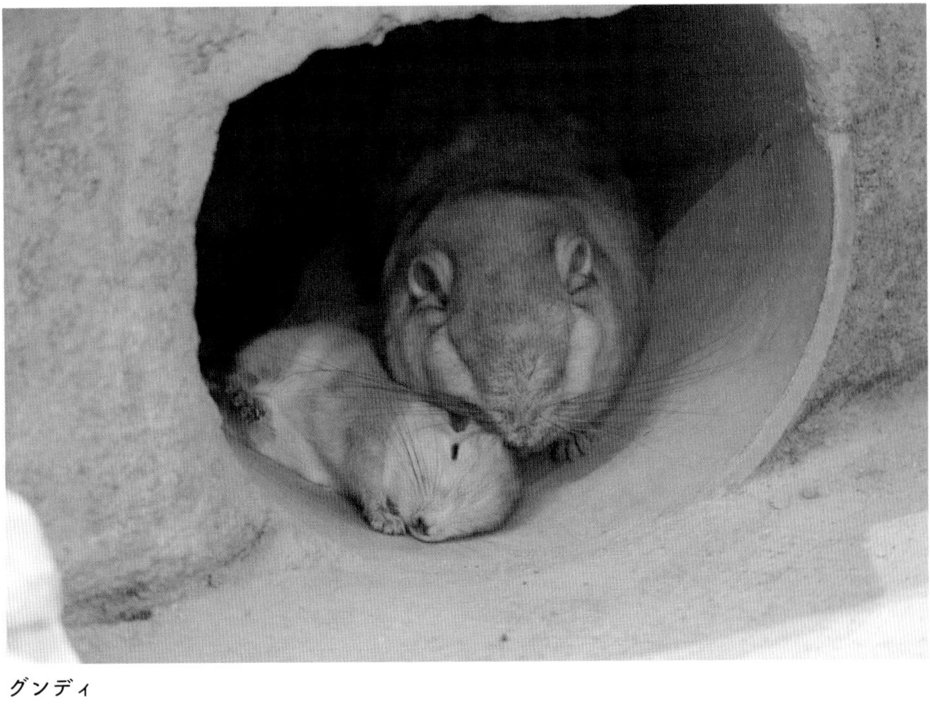

グンディ

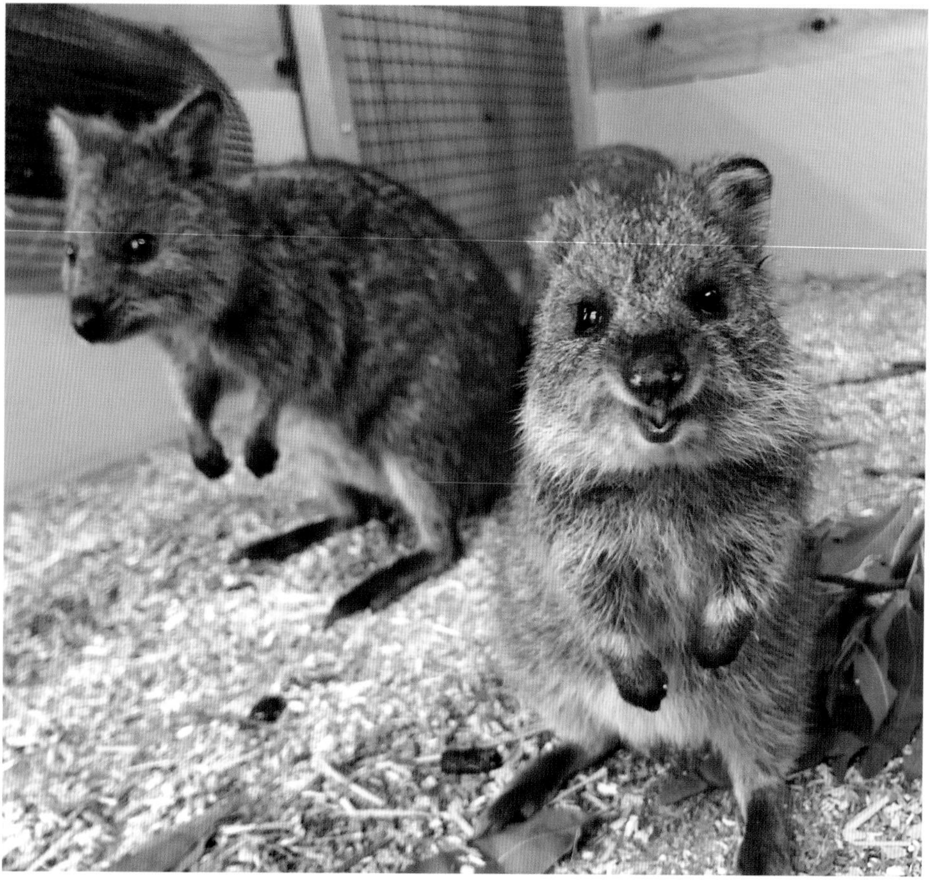
クオッカ

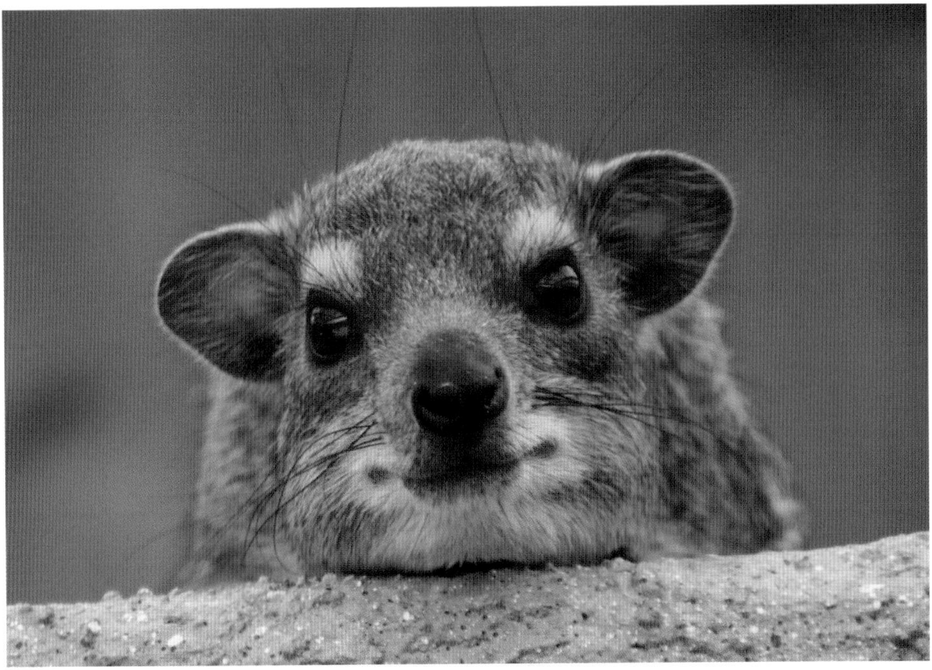

キボシイワハイラックス

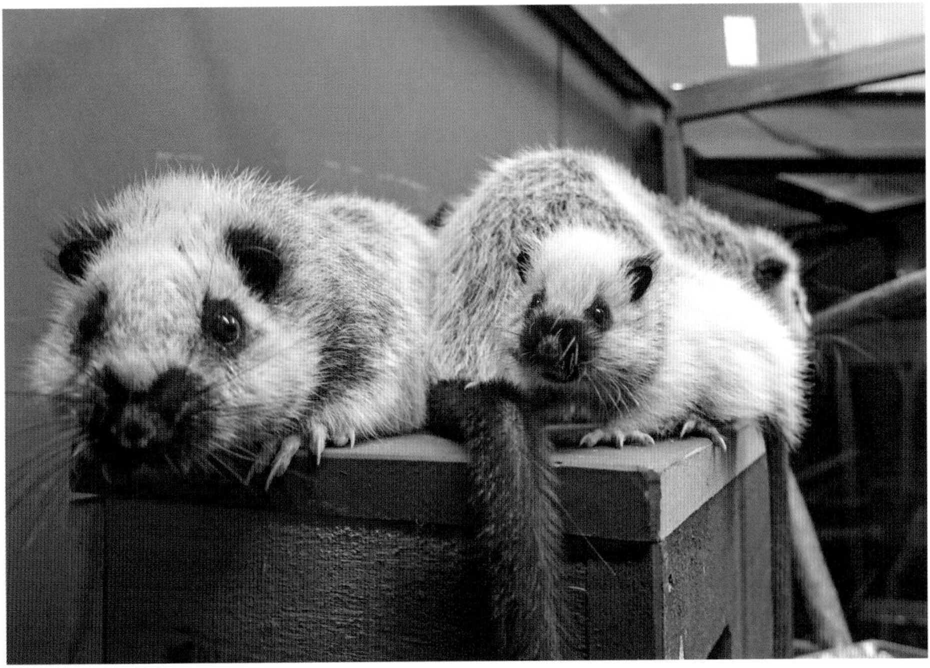

ウスイロホソオクモネズミ

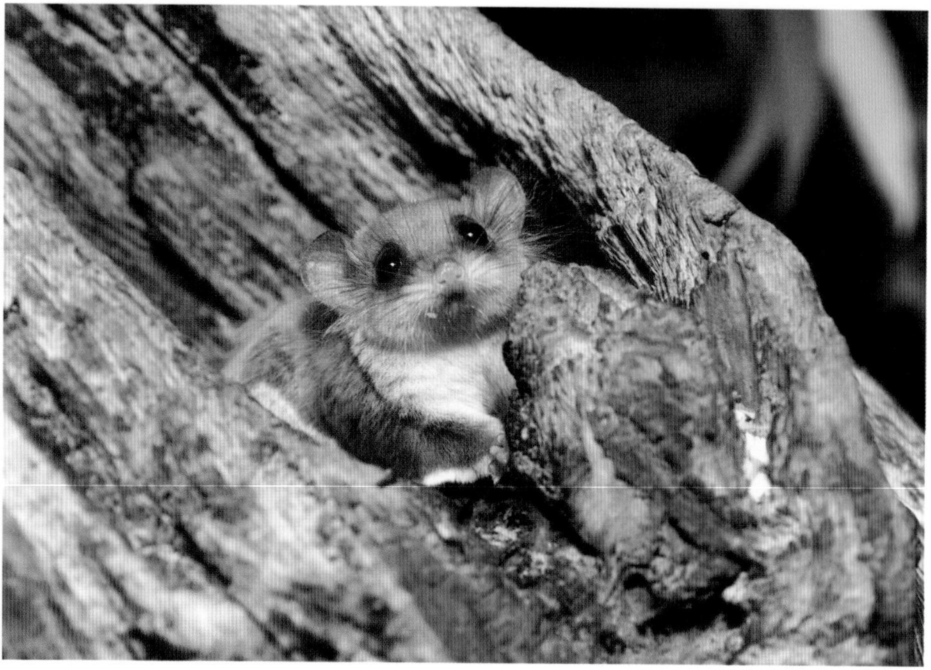

チビフクロモモンガ

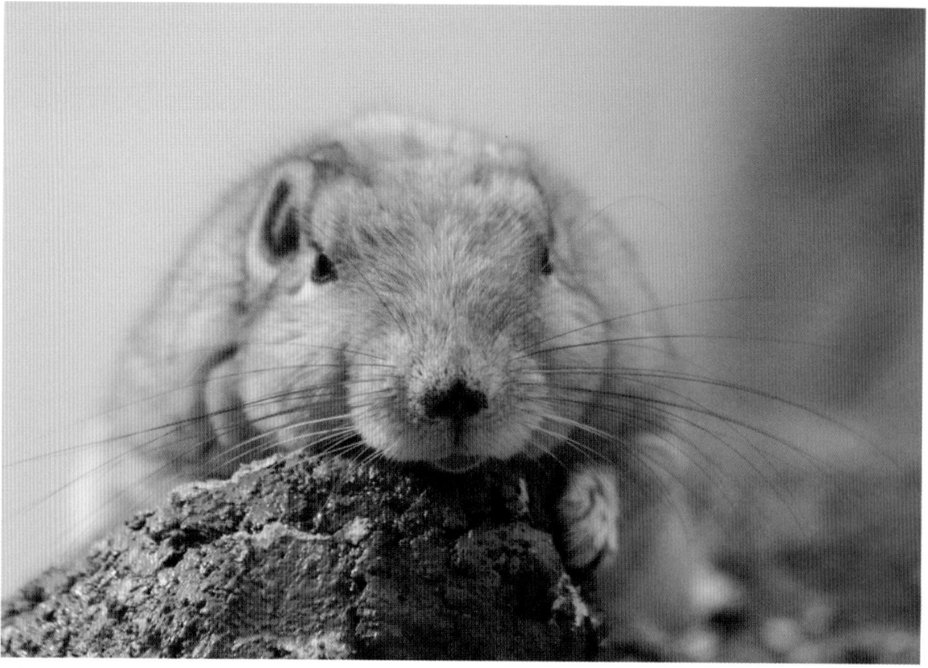

グンディ

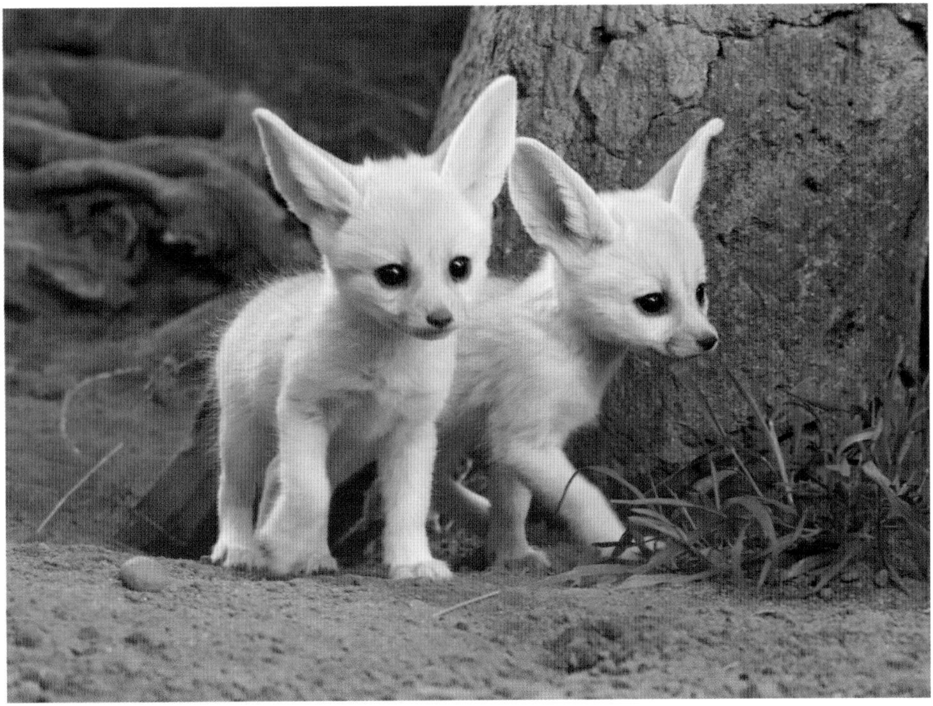

フェネック

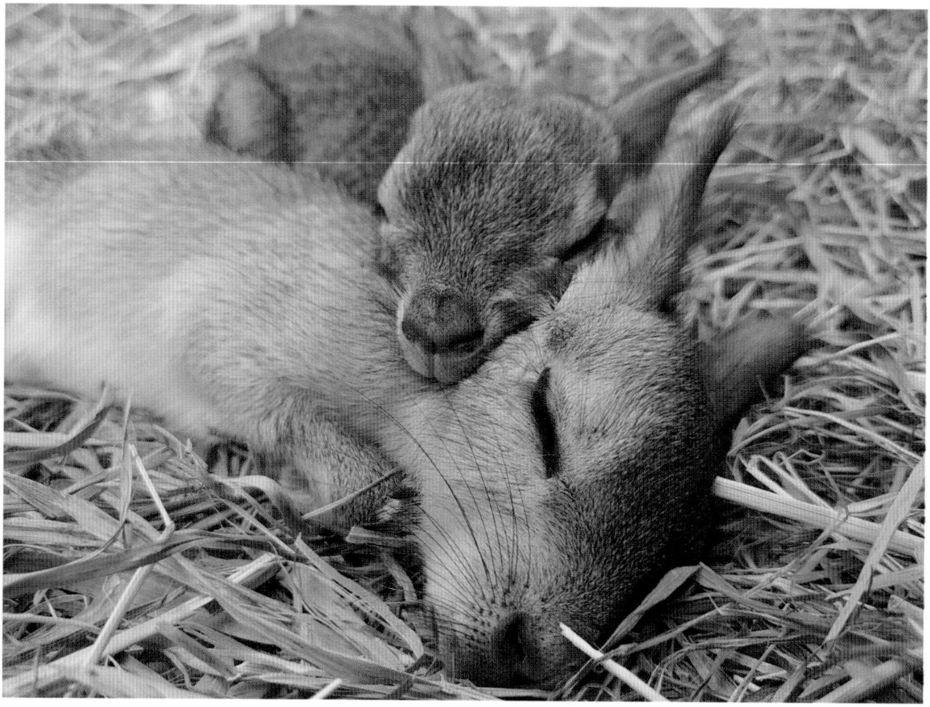

マーラ

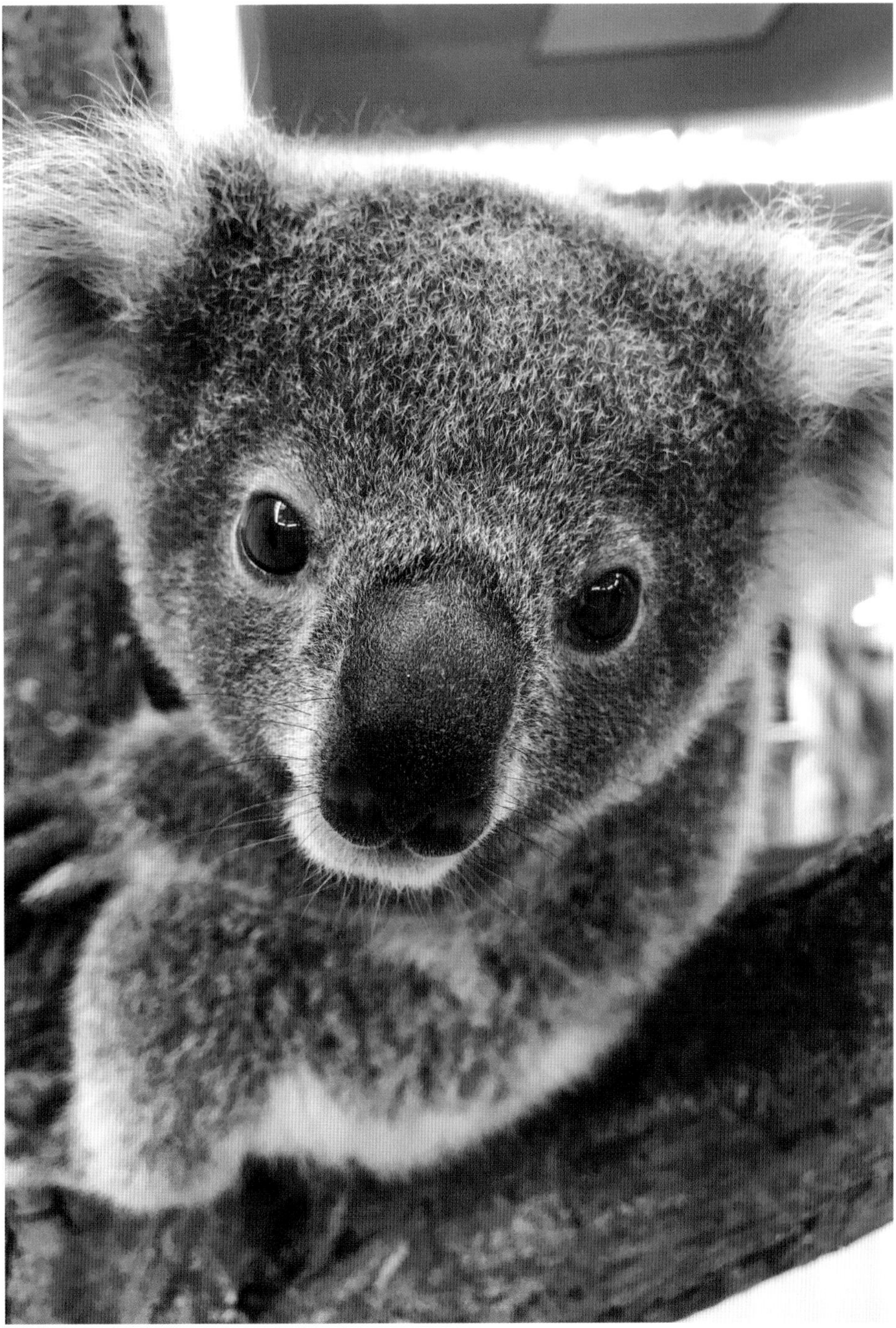

コアラ

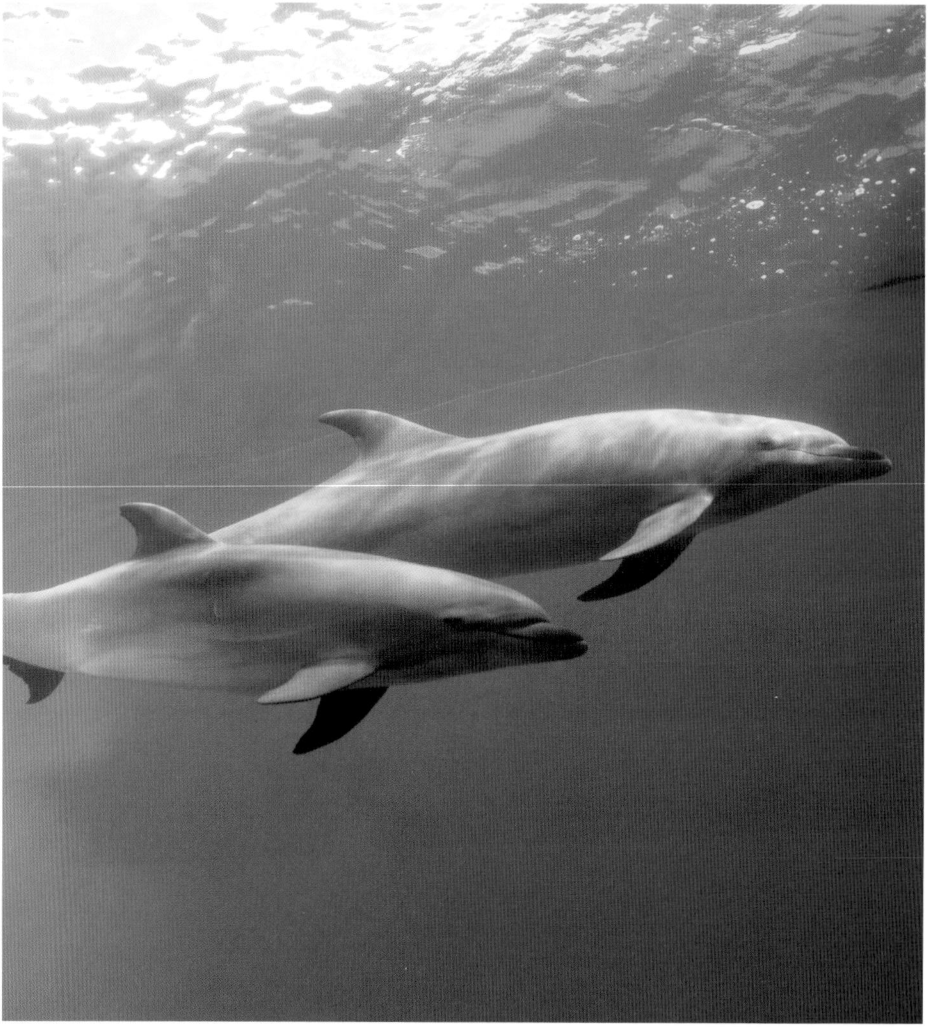
バンドウイルカ

横浜・八景島シーパラダイス
神奈川県

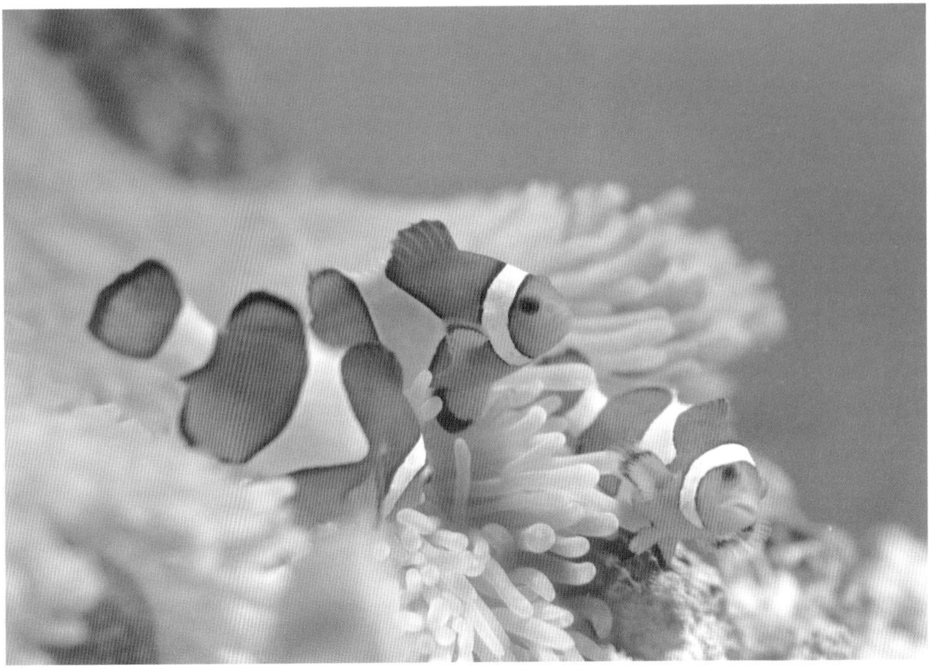

カクレクマノミ

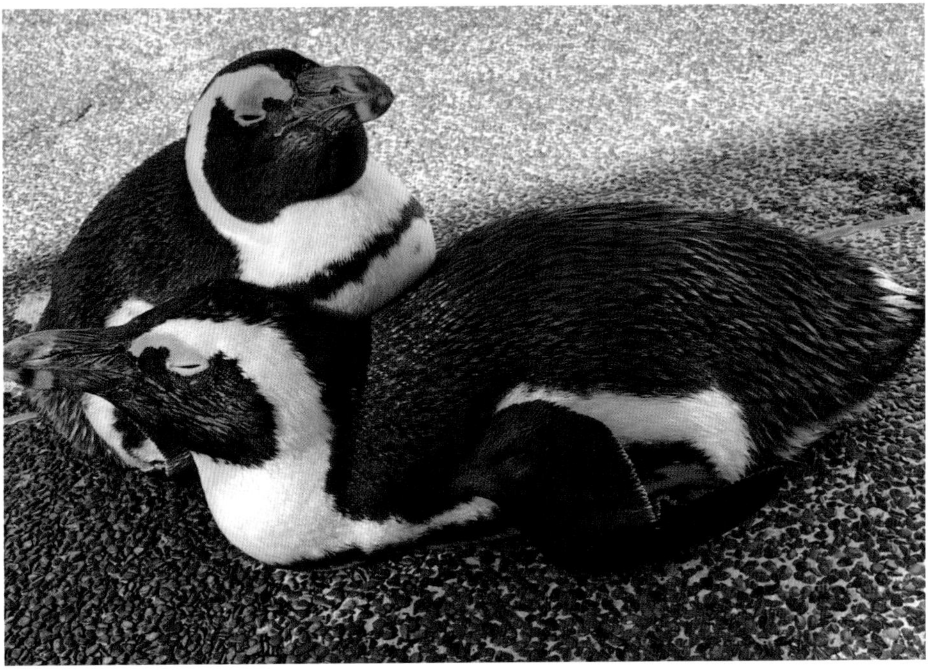

ケープペンギン

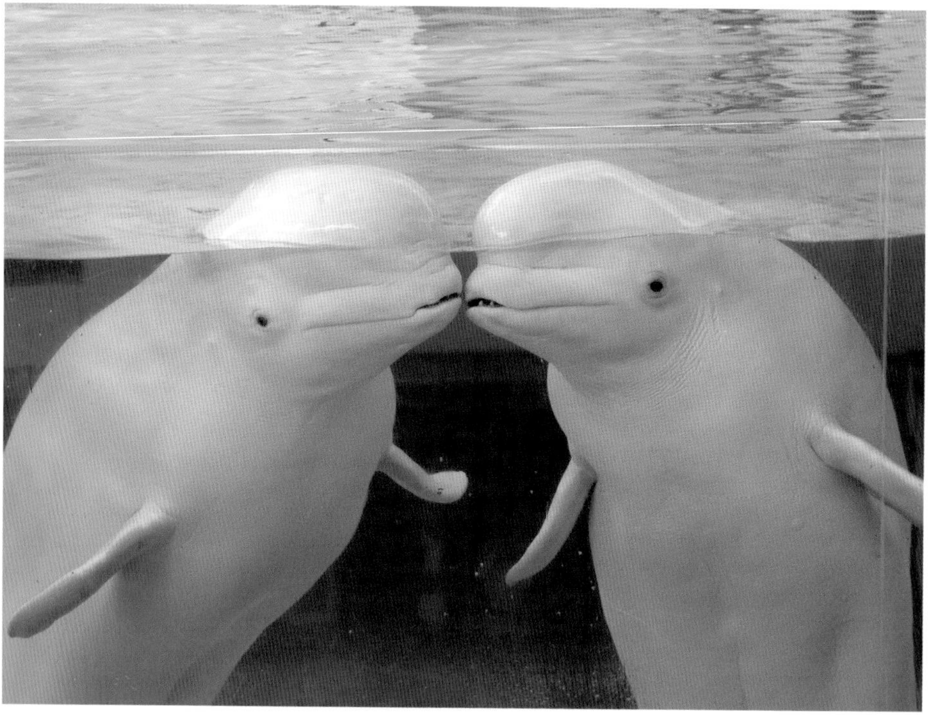

シロイルカ

横浜・八景島シーパラダイス

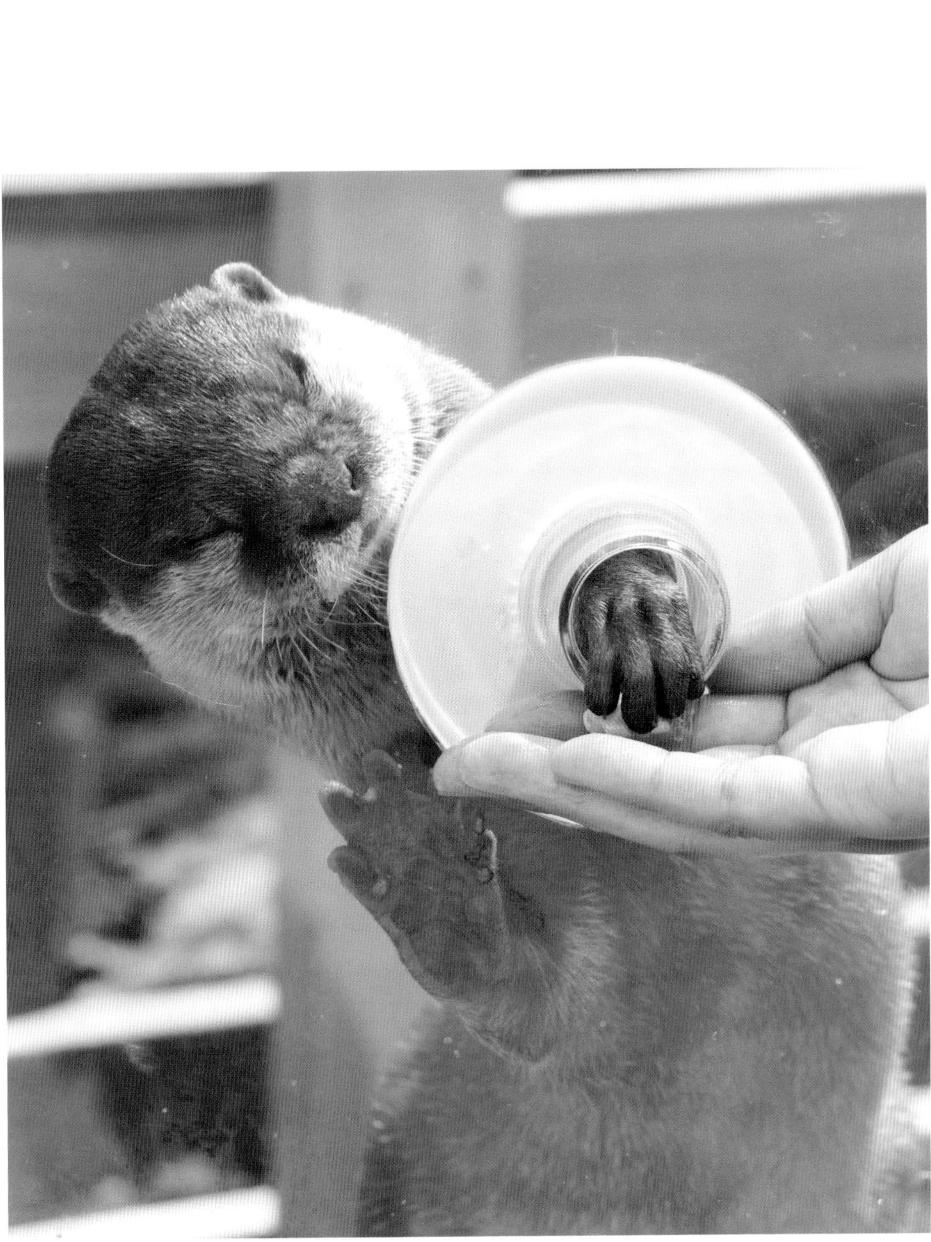

コツメカワウソ

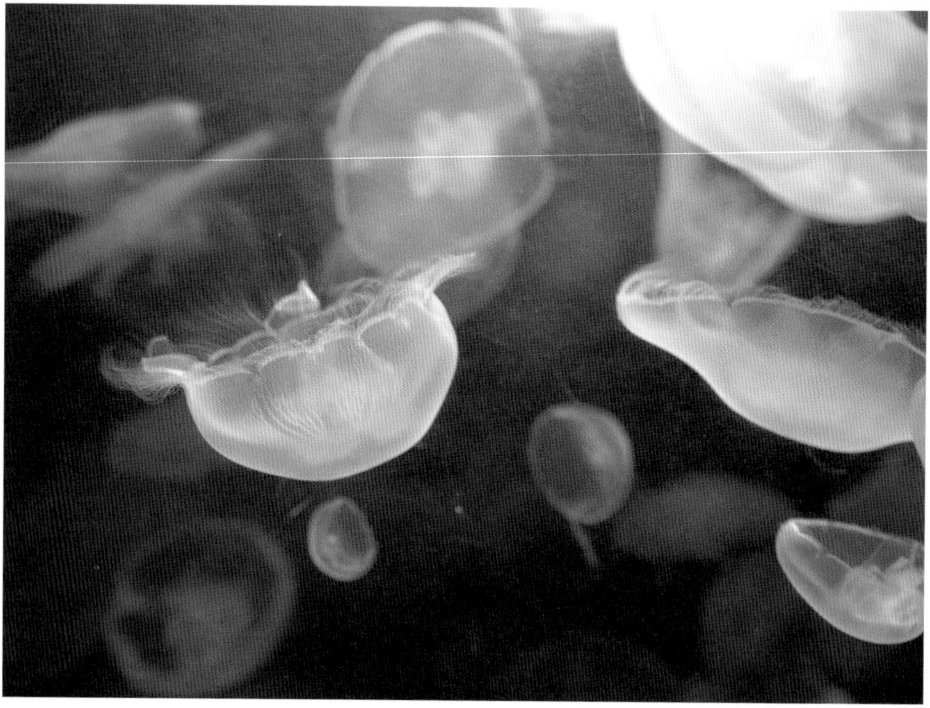

ミズクラゲ

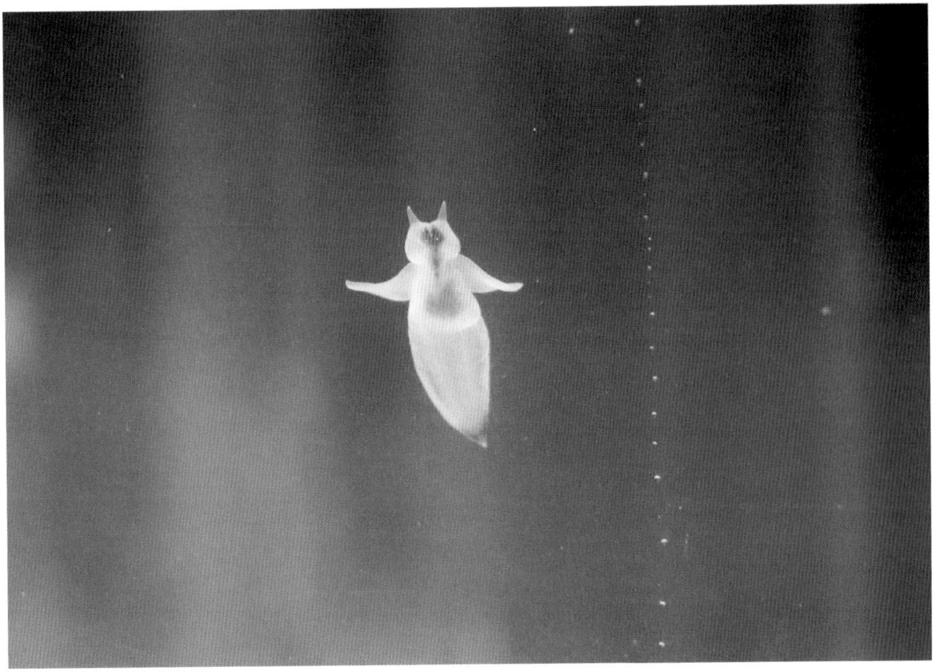

ハダカカメガイ（クリオネ）

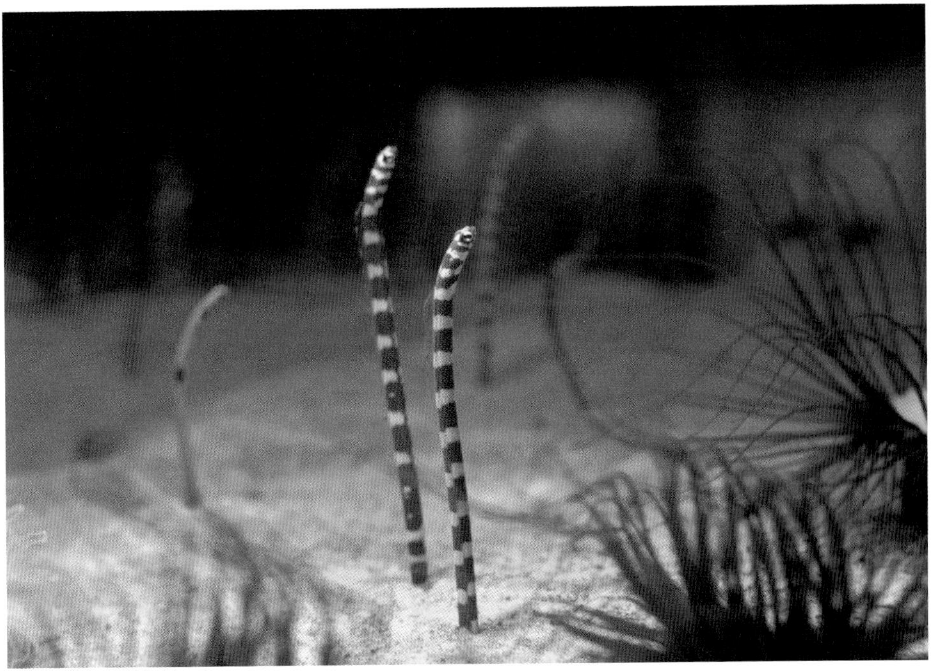

ニシキアナゴ

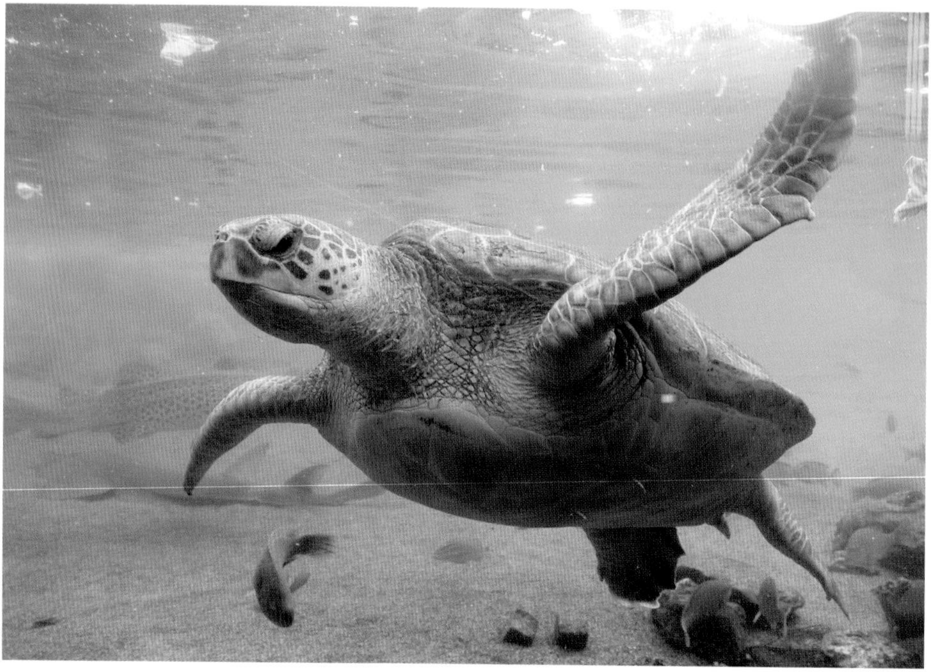
アオウミガメ

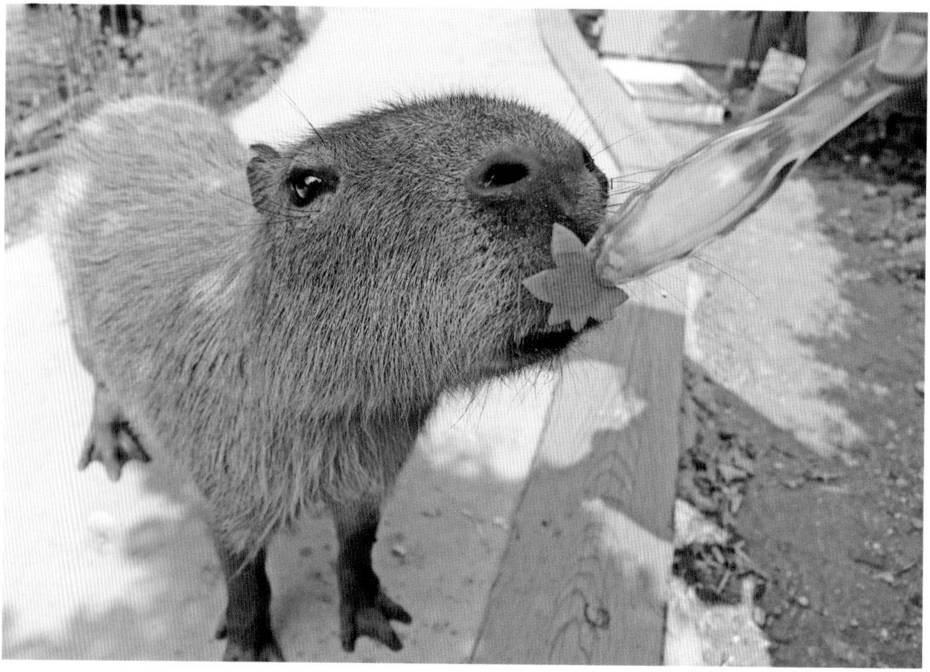
カピバラ

横浜・八景島シーパラダイス

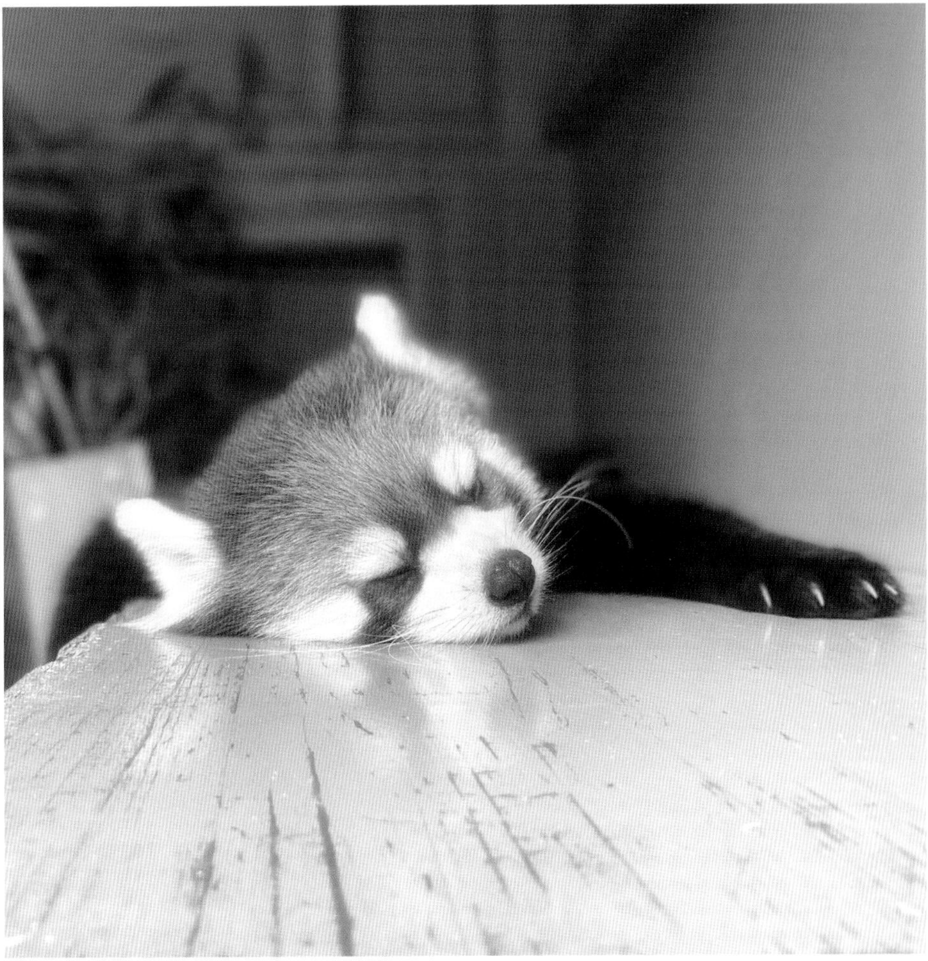

レッサーパンダ

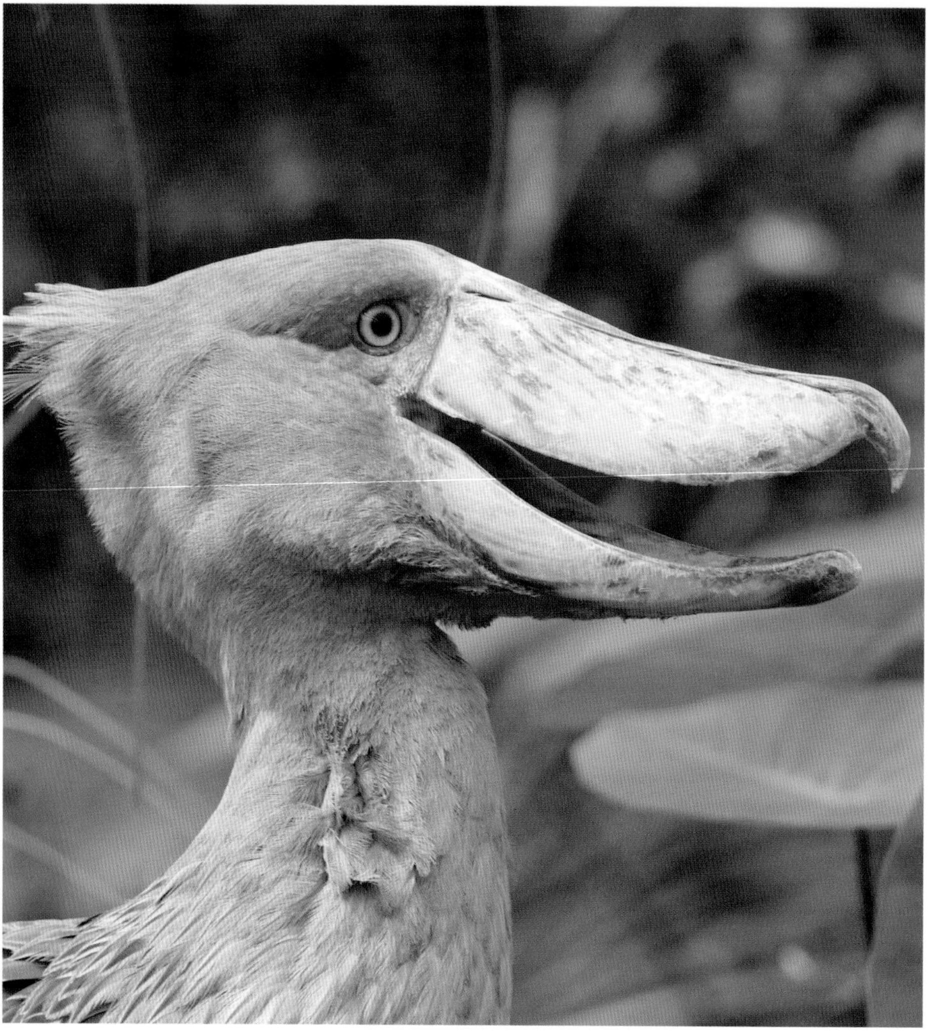

ハシビロコウ

神戸どうぶつ王国
兵庫県

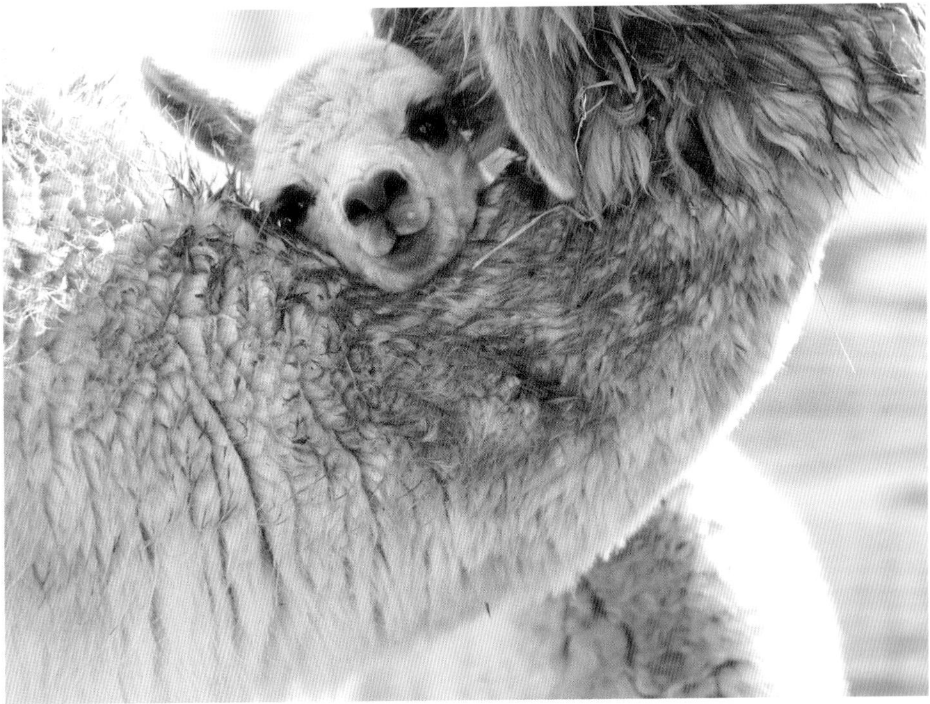

アルパカ

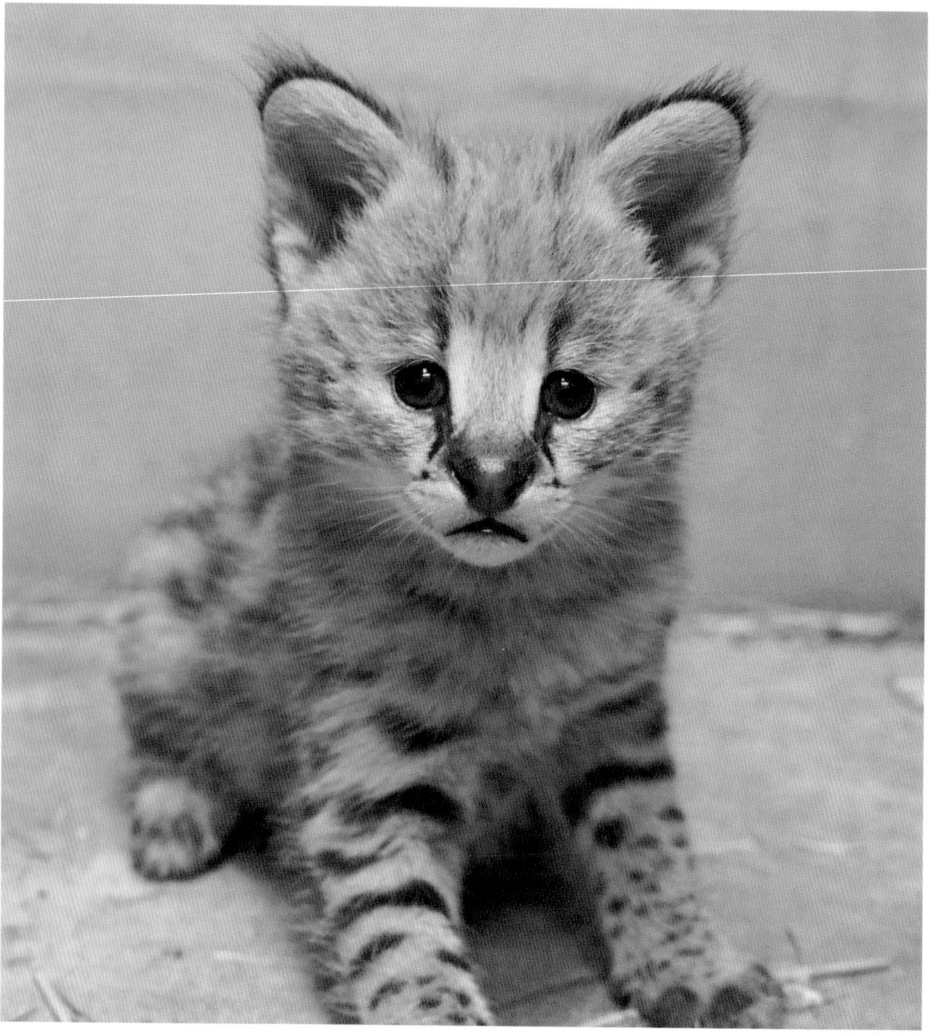

サーバル

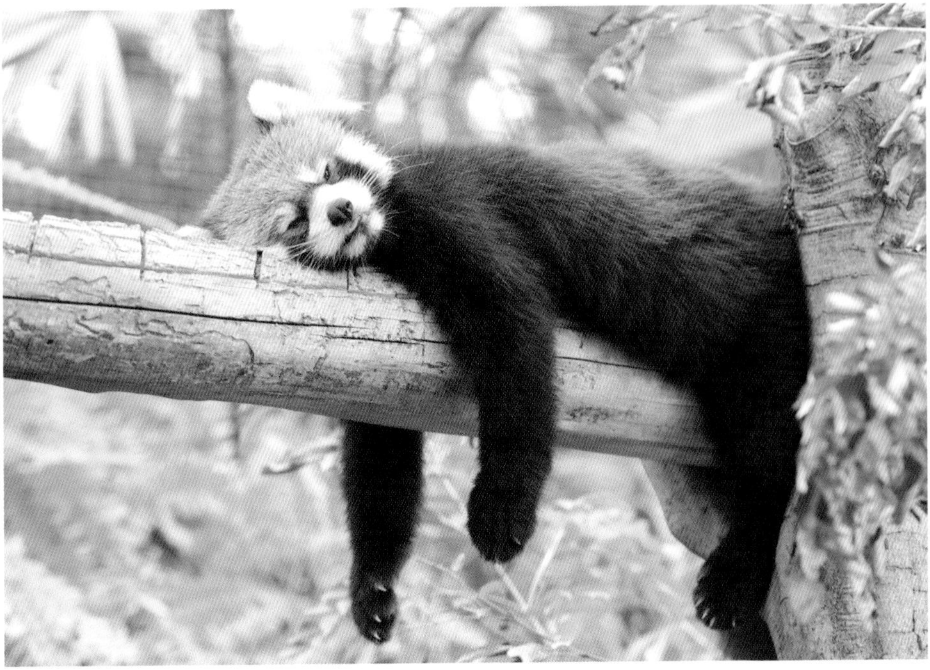

レッサーパンダ

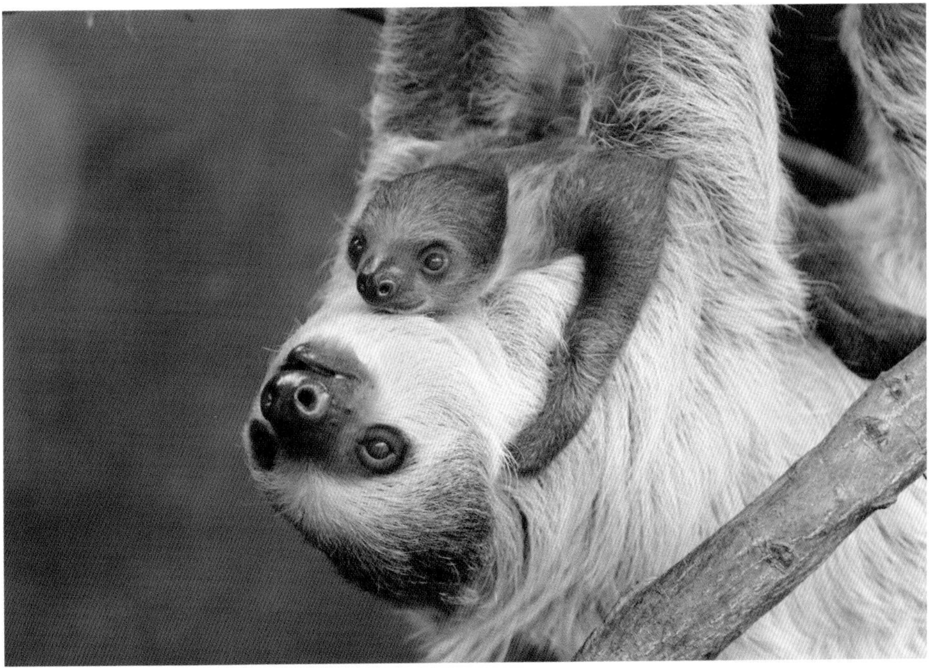

フタユビナマケモノ

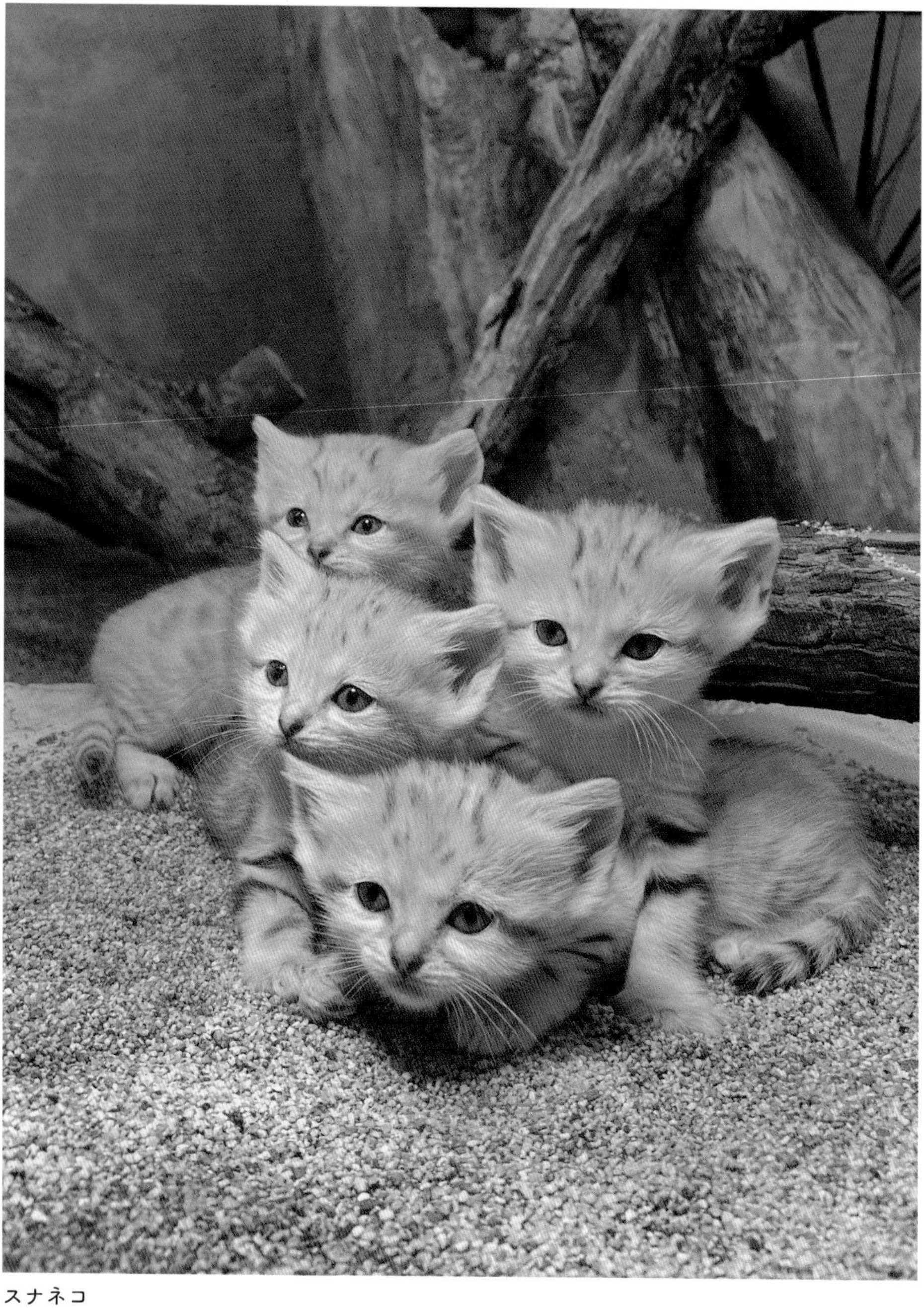

スナネコ

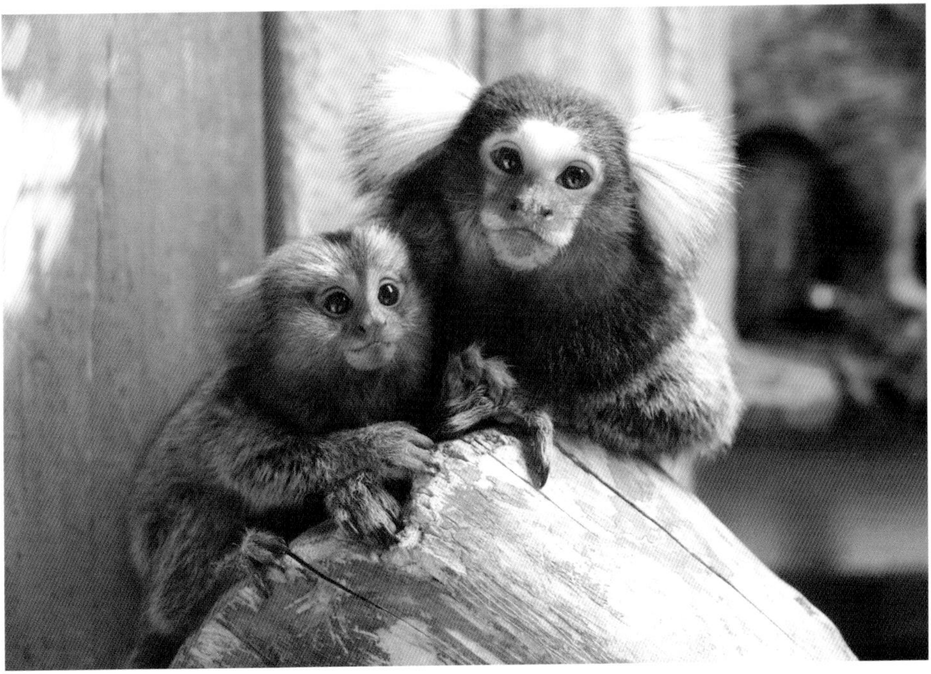

コモンマーモセット

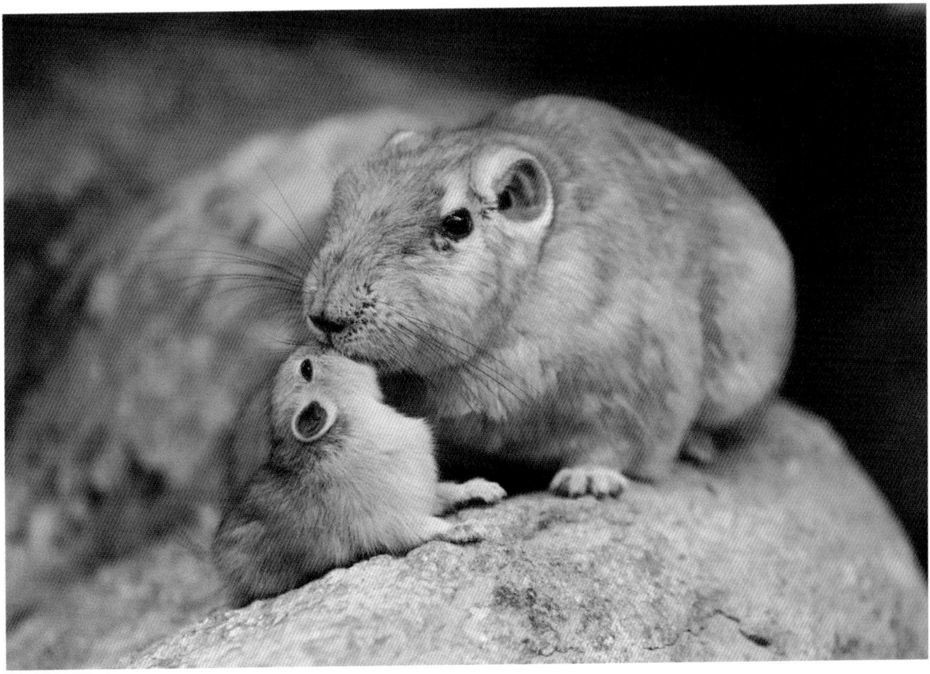

グンディ

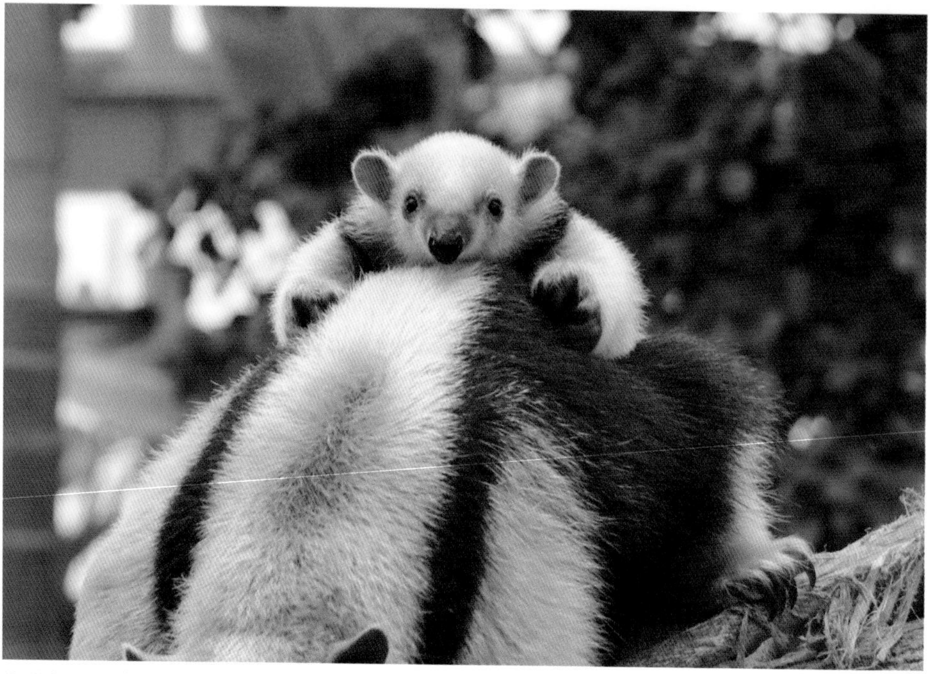
ミナミコアリクイ

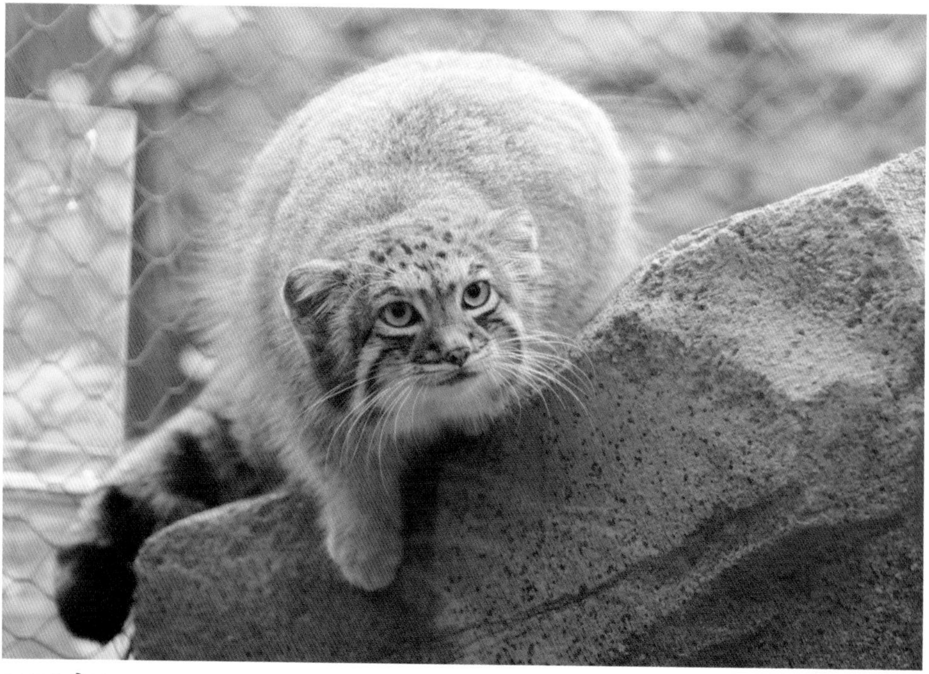
マヌルネコ

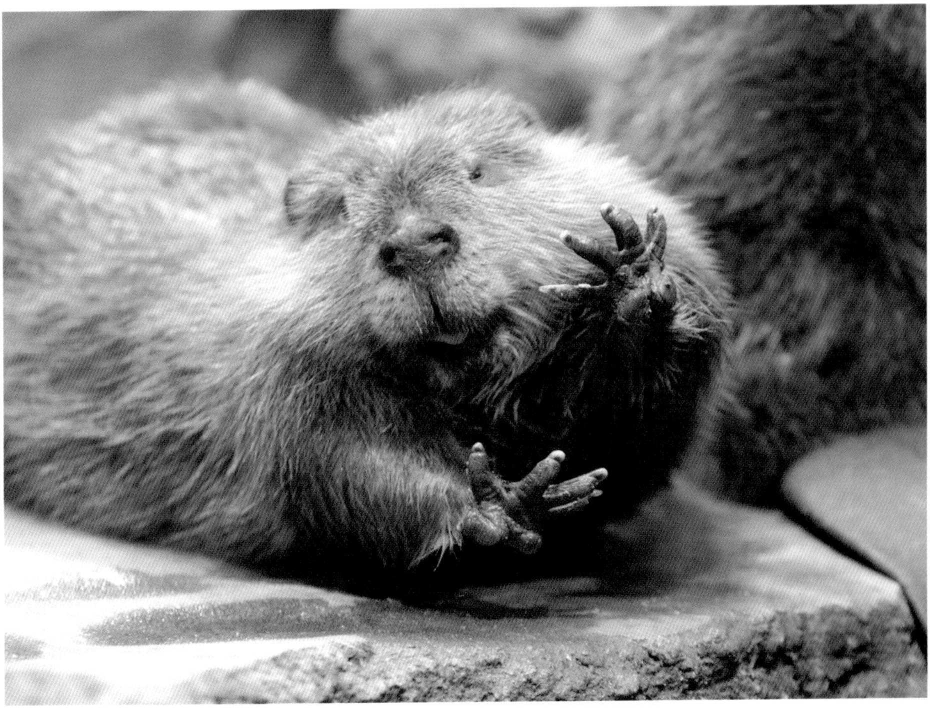

アメリカビーバー

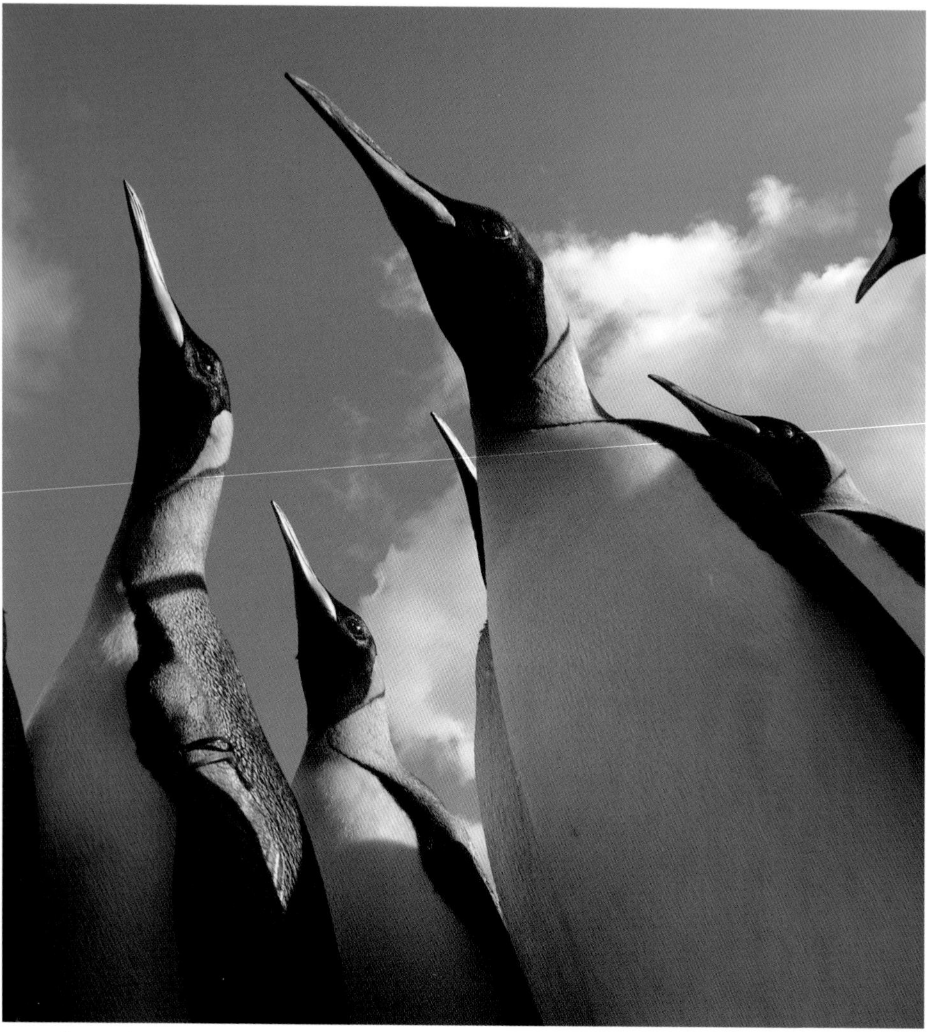

キングペンギン

登別マリンパークニクス

北海道

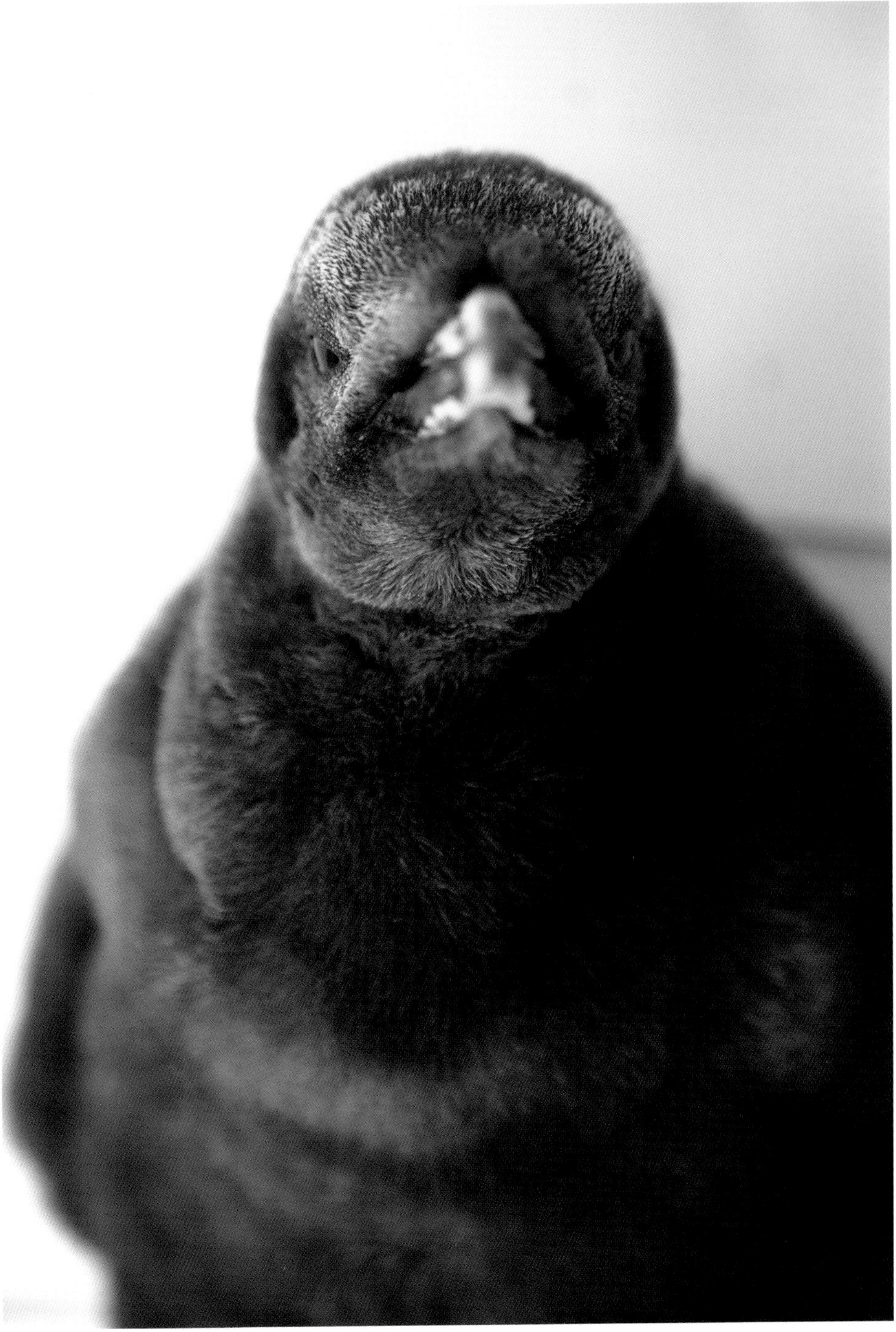

キングペンギン

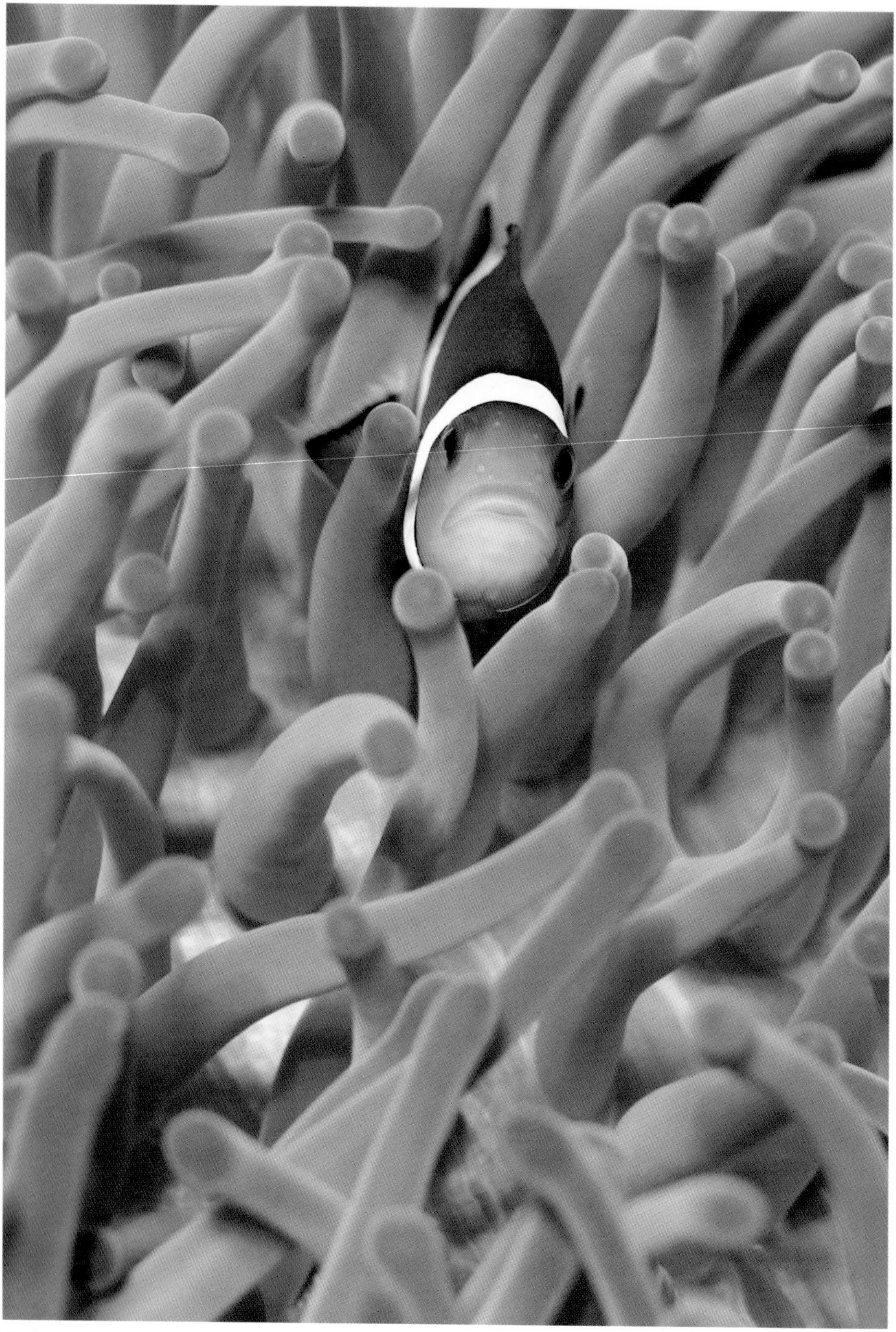

カクレクマノミ

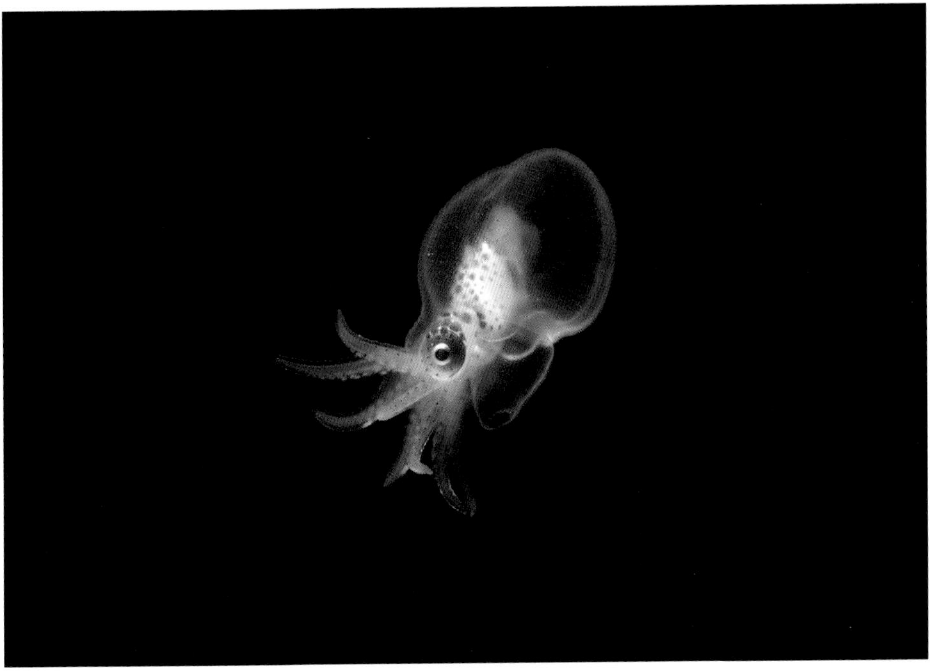

ミズダコ

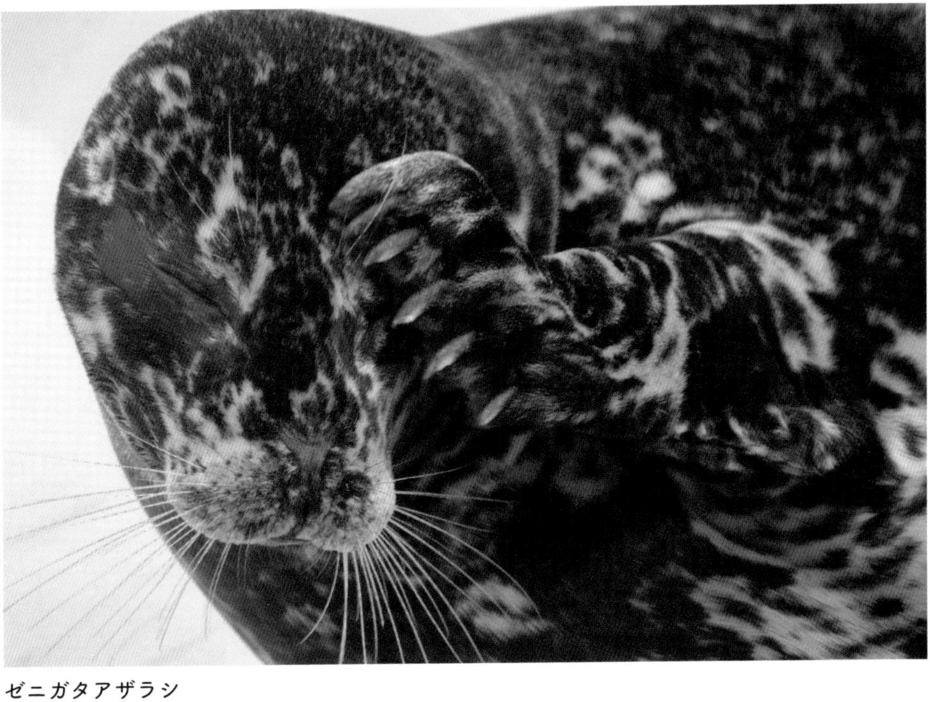

ゼニガタアザラシ

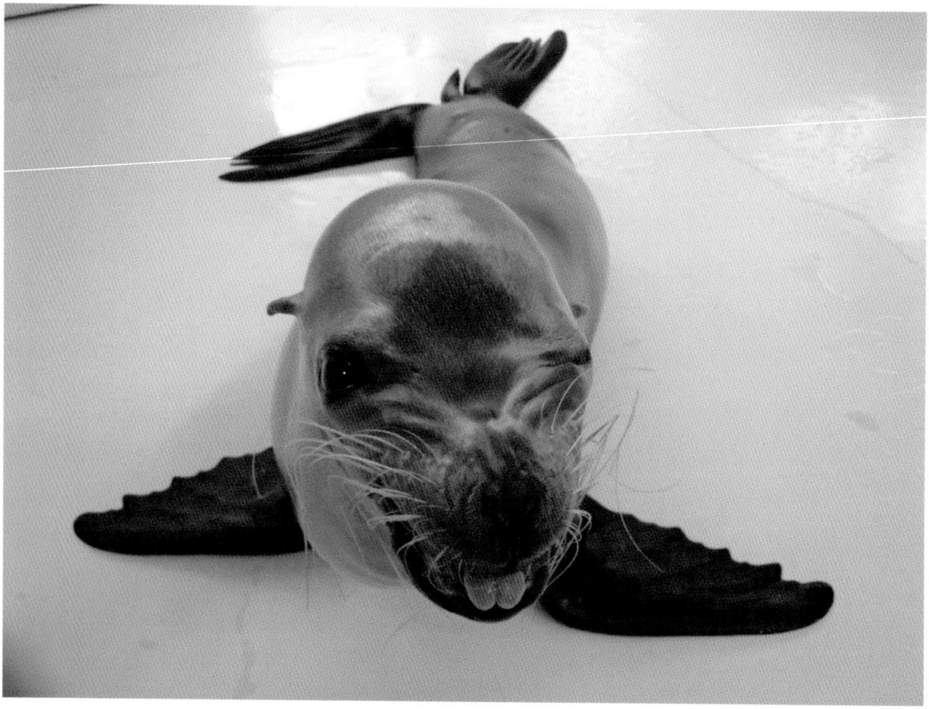

カリフォルニアアシカ

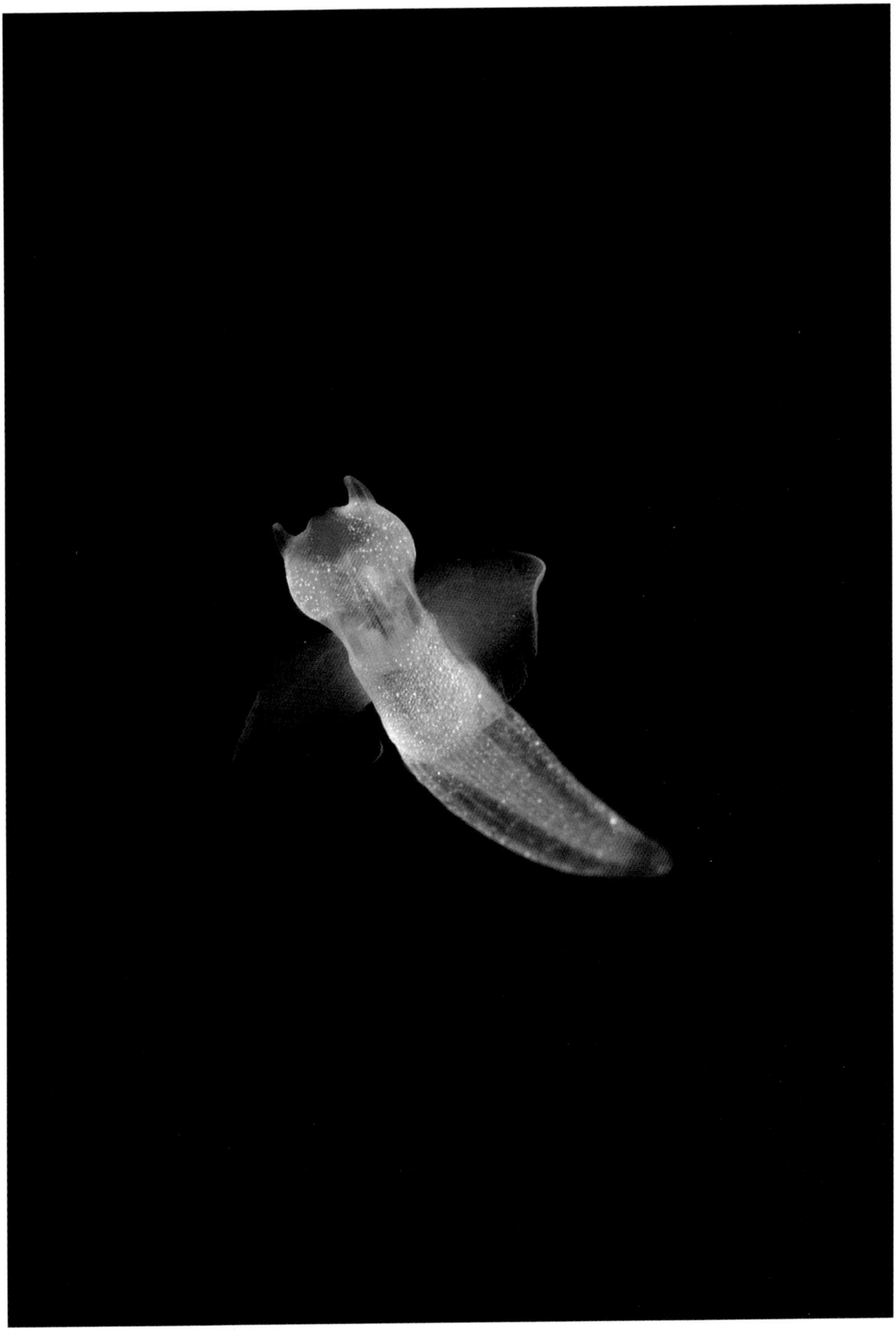

ハダカカメガイ（クリオネ）

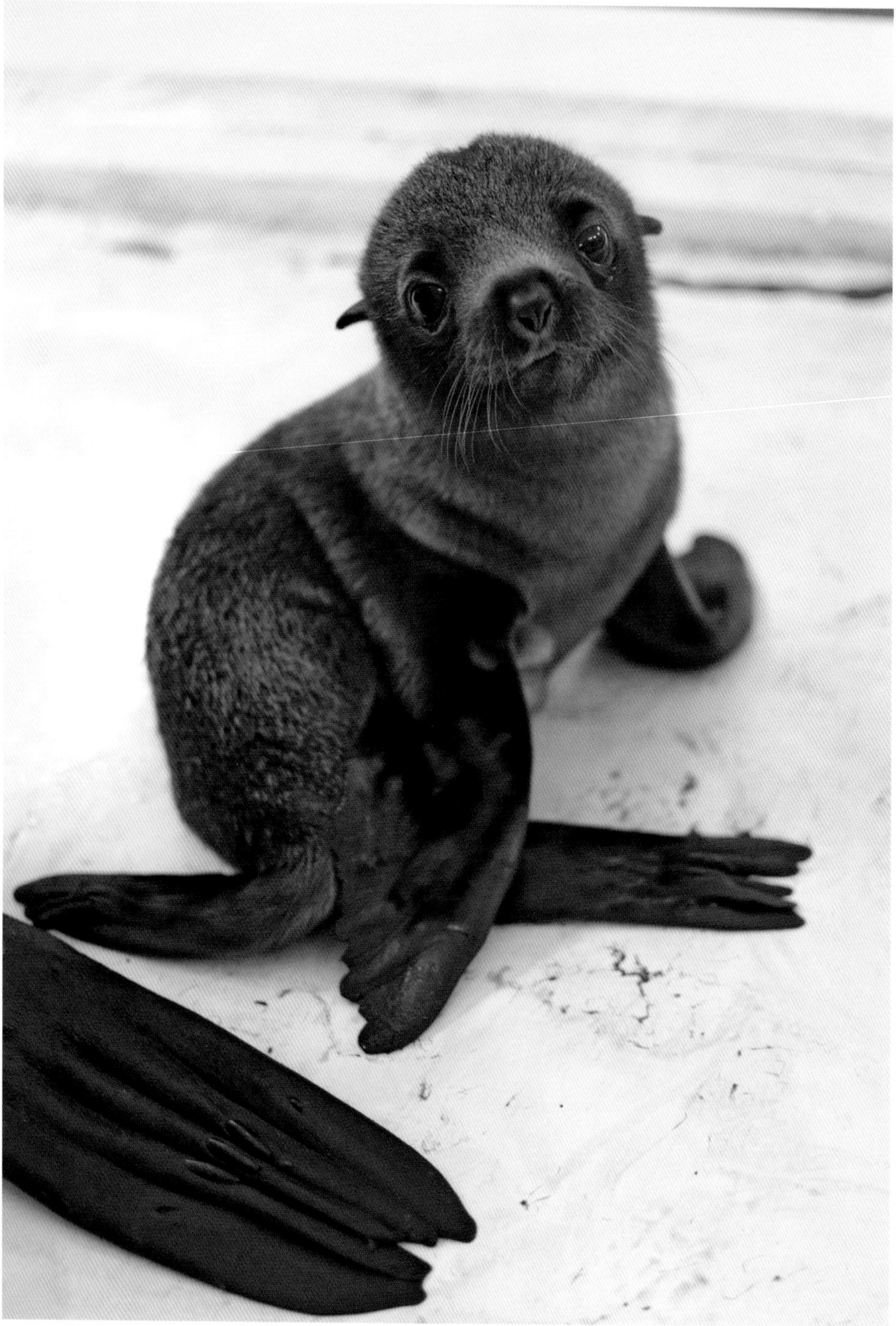

ミナミアメリカオットセイ

郵便はがき

切手を
お貼りください

105-0003

（受取人）
東京都港区西新橋2-23-1
3東洋海事ビル
（株）アスコム

見るだけで心が整う
かわいい動物の写真

読者　係

本書をお買いあげ頂き、誠にありがとうございました。お手数ですが、今後の出版の参考のため各項目にご記入のうえ、弊社までご返送ください。

お名前	男・女	才
ご住所　〒		
Tel	E-mail	
この本の満足度は何％ですか？		％
今後、著者や新刊に関する情報、新企画へのアンケート、セミナーのご案内などを郵送または E-mail にて送付させていただいてもよろしいでしょうか？ □はい　□いいえ		

返送いただいた方の中から**抽選で3名**の方に
図書カード3000円分をプレゼントさせていただきます。

当選の発表はプレゼント商品の発送をもって代えさせていただきます。
※ご記入いただいた個人情報はプレゼントの発送以外に利用することはありません。
※本書へのご意見・ご感想およびその要旨に関しては、本書の広告などに文面を掲載させていただく場合がございます。

●本書へのご意見・ご感想をお聞かせください。

ご協力ありがとうございました。

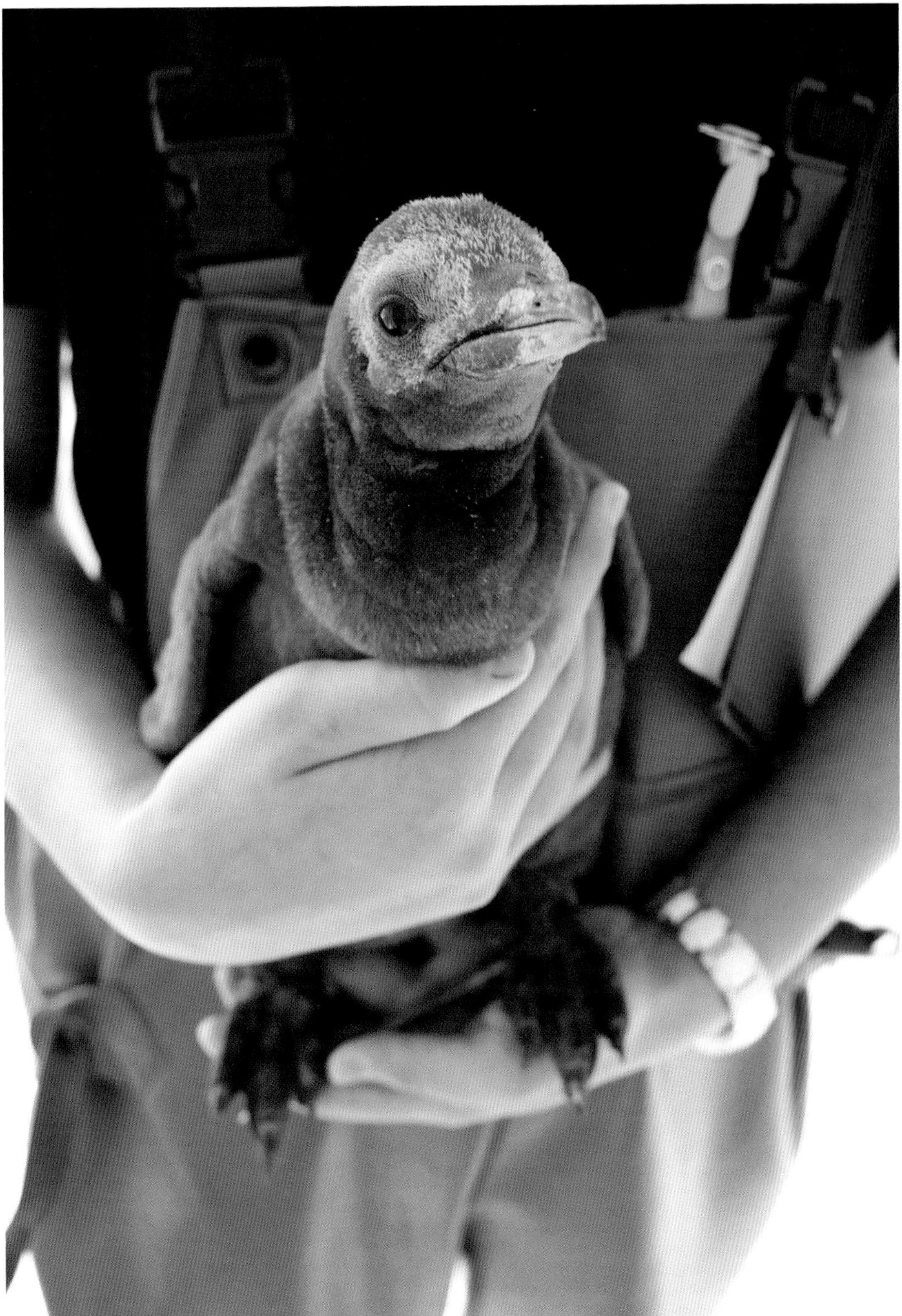

キングペンギン

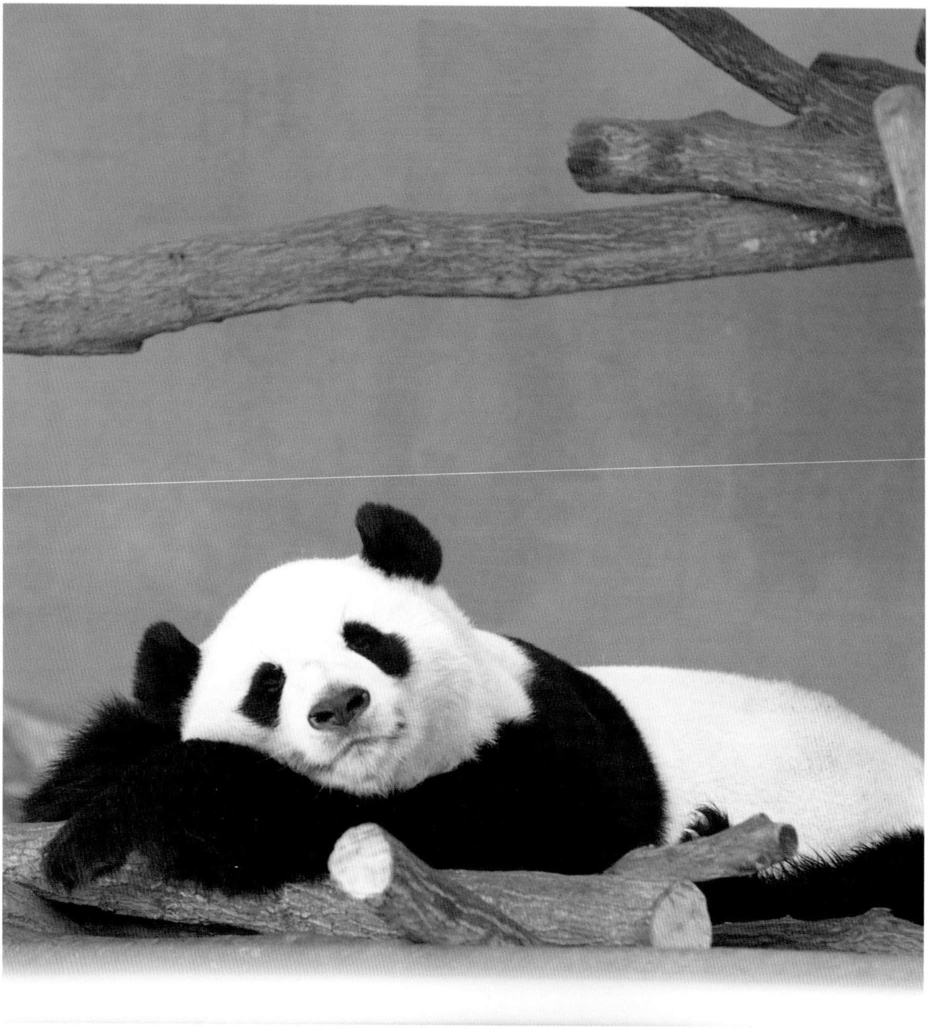

ジャイアントパンダ

アドベンチャーワールド
和歌山県

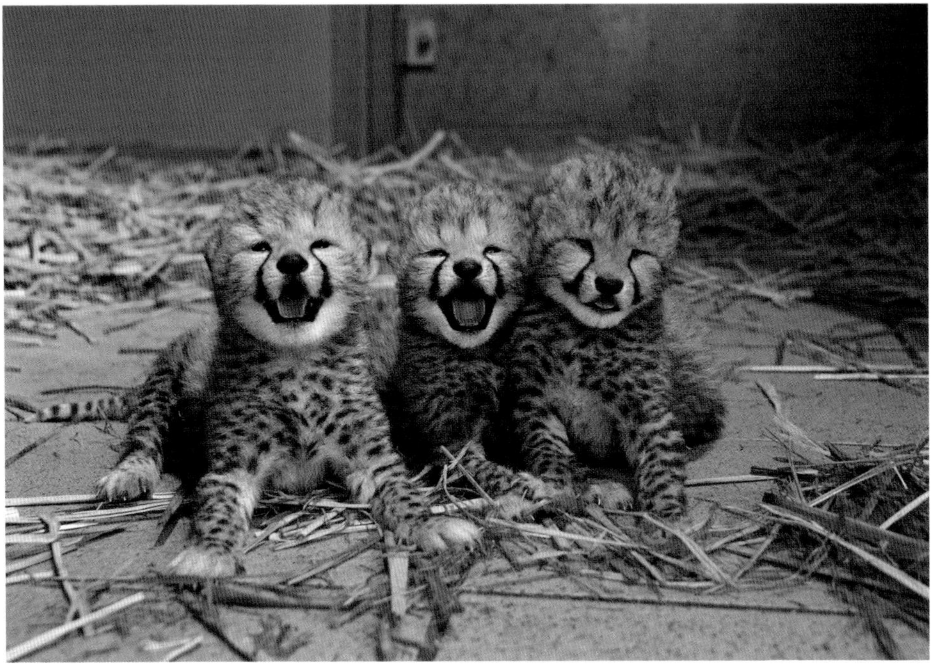

チーター

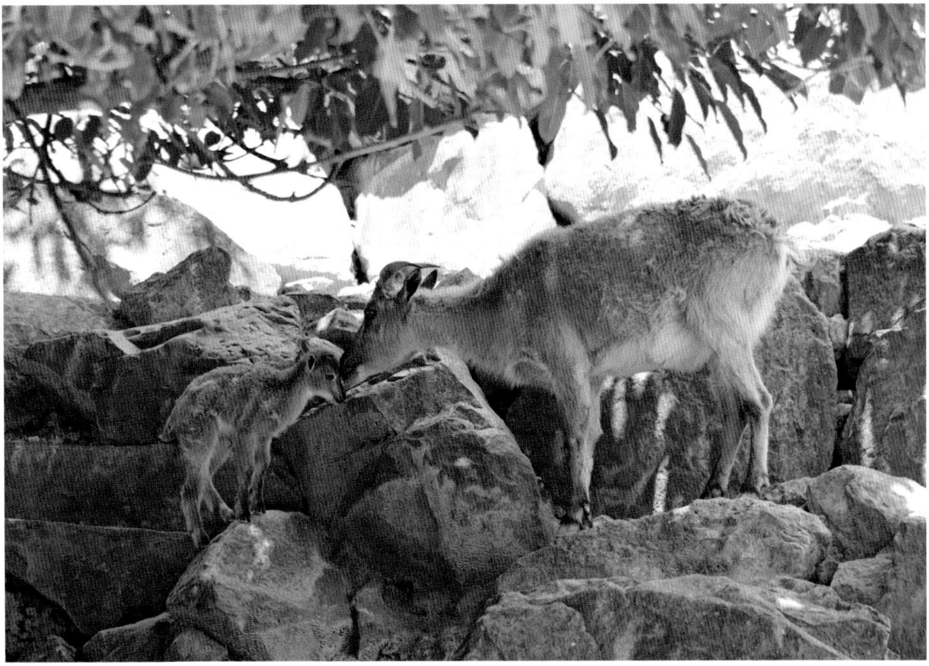

ヒマラヤタール

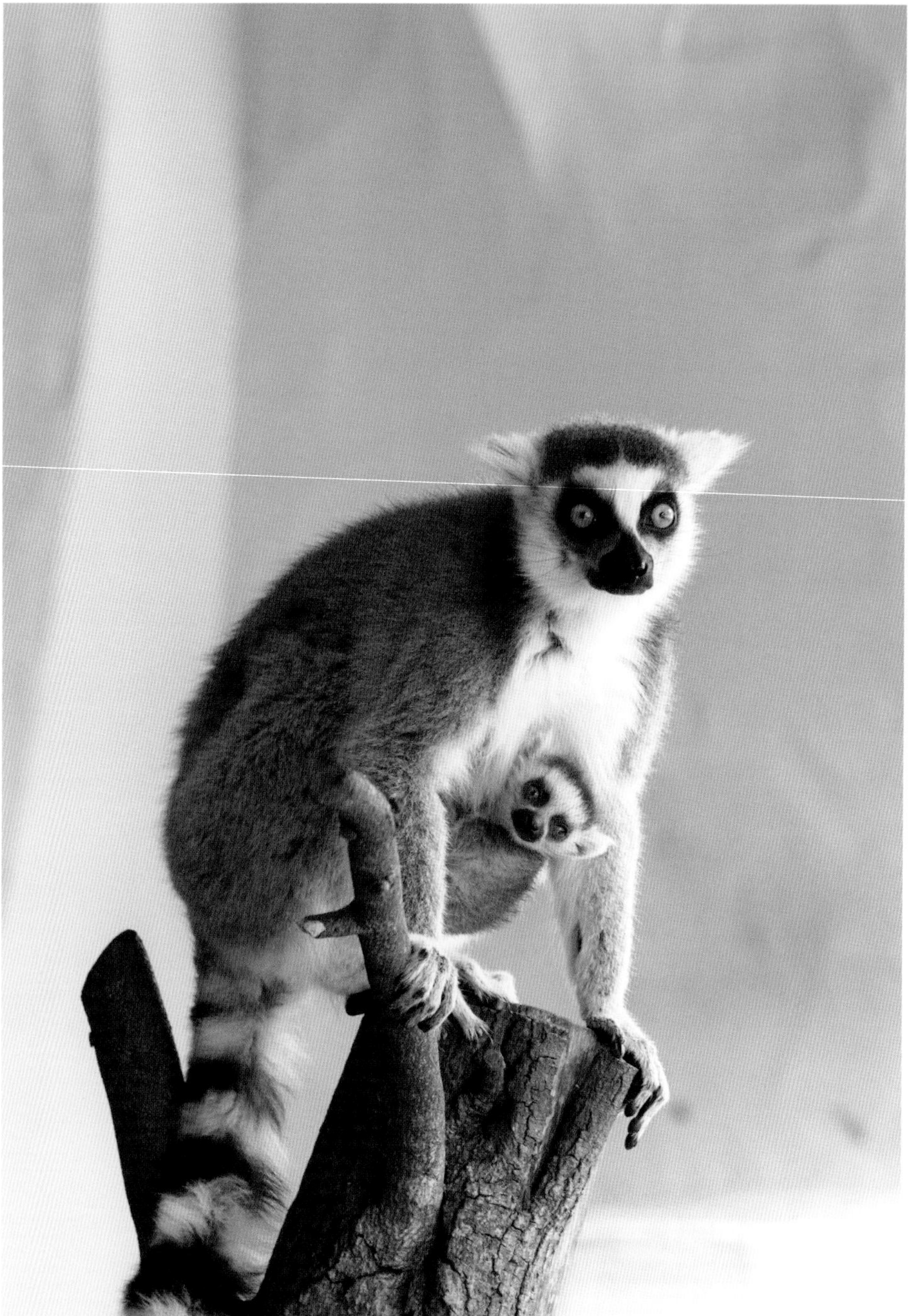

ワオキツネザル

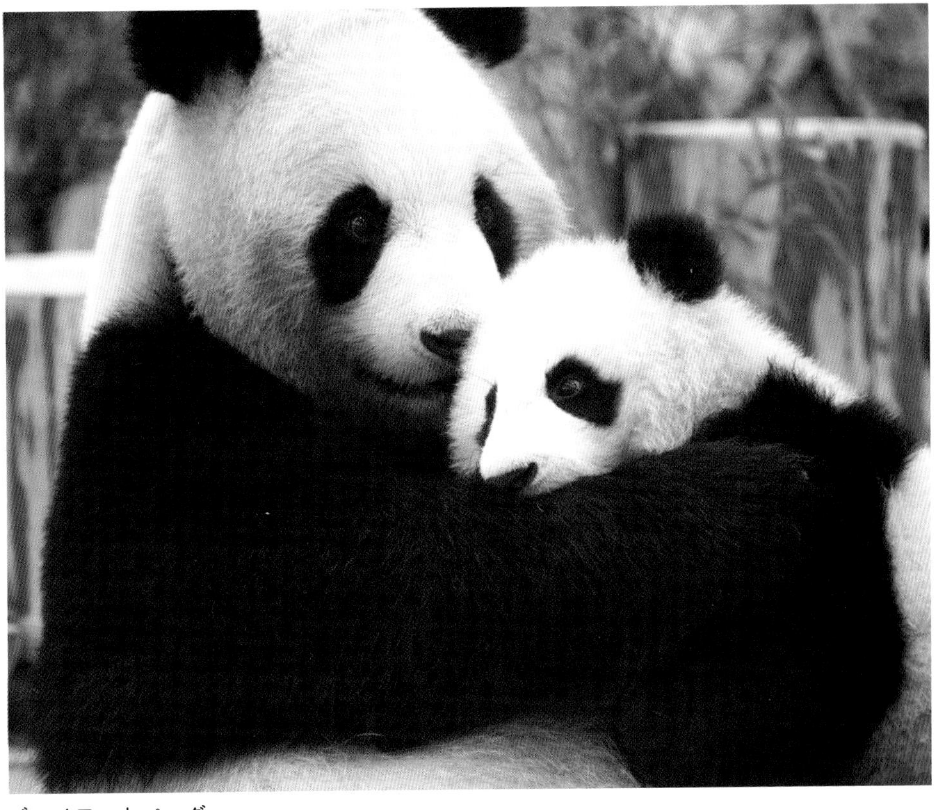

ジャイアントパンダ

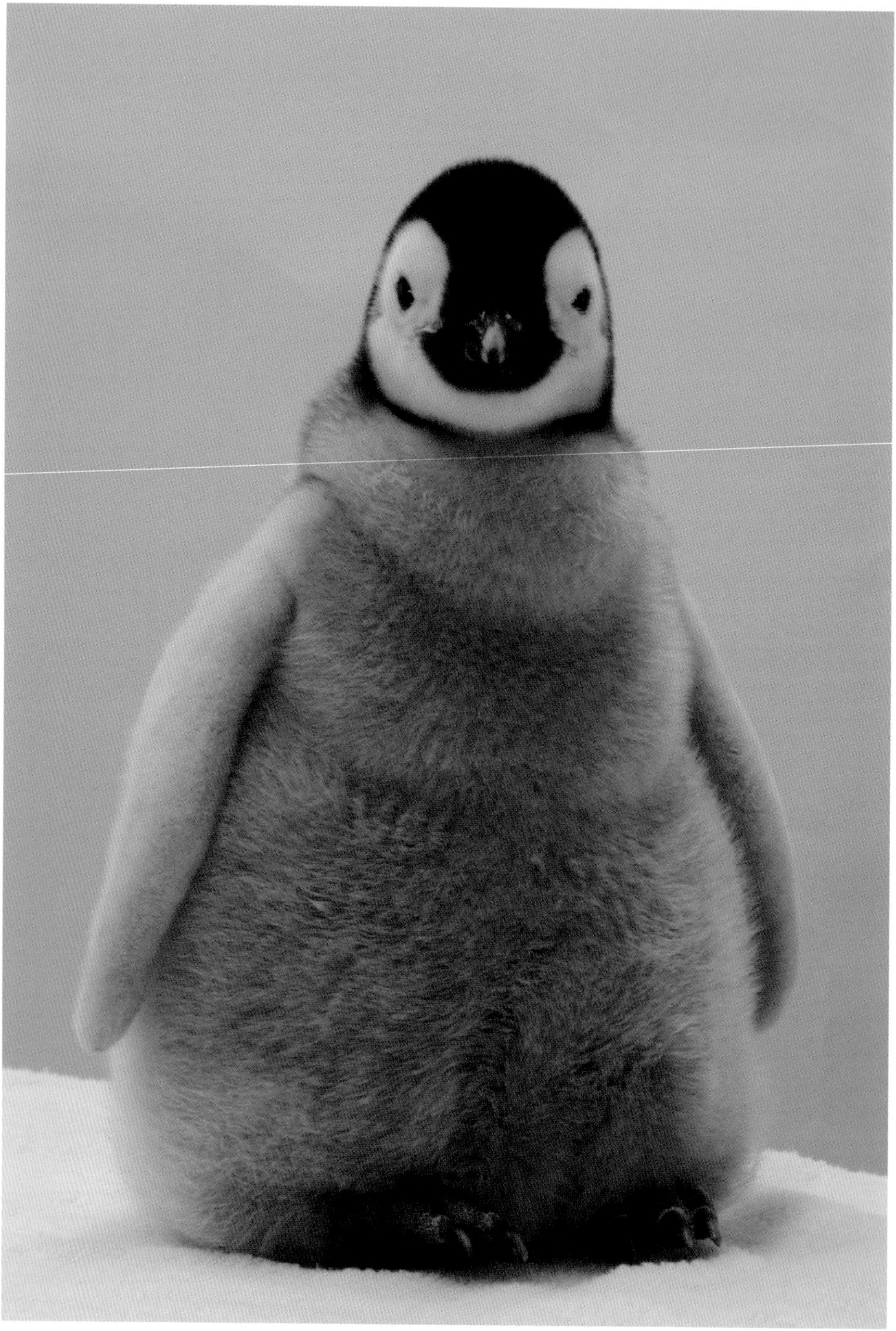

エンペラーペンギン

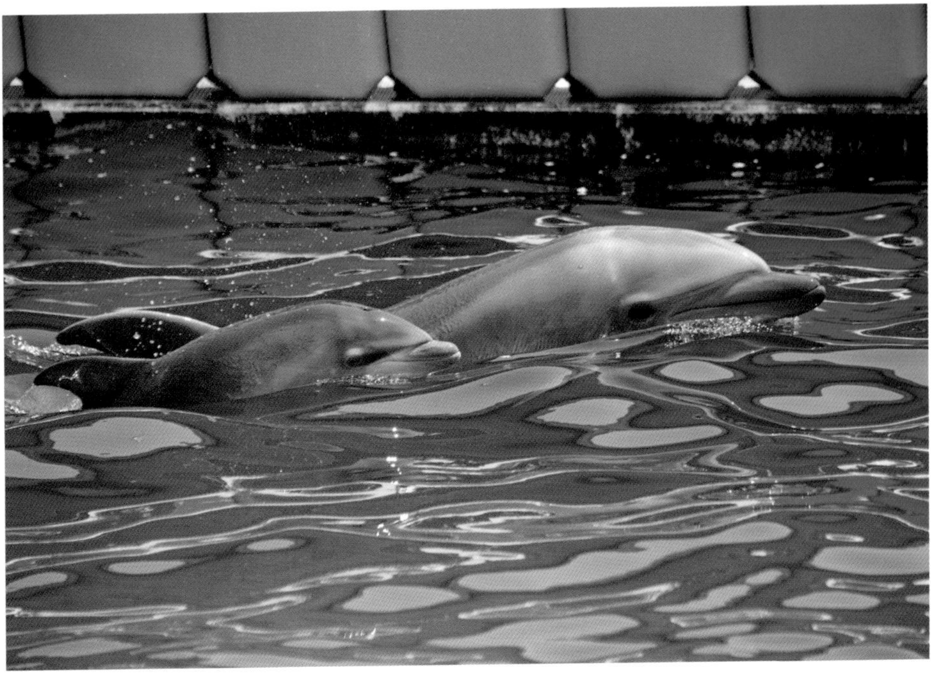

バンドウイルカ

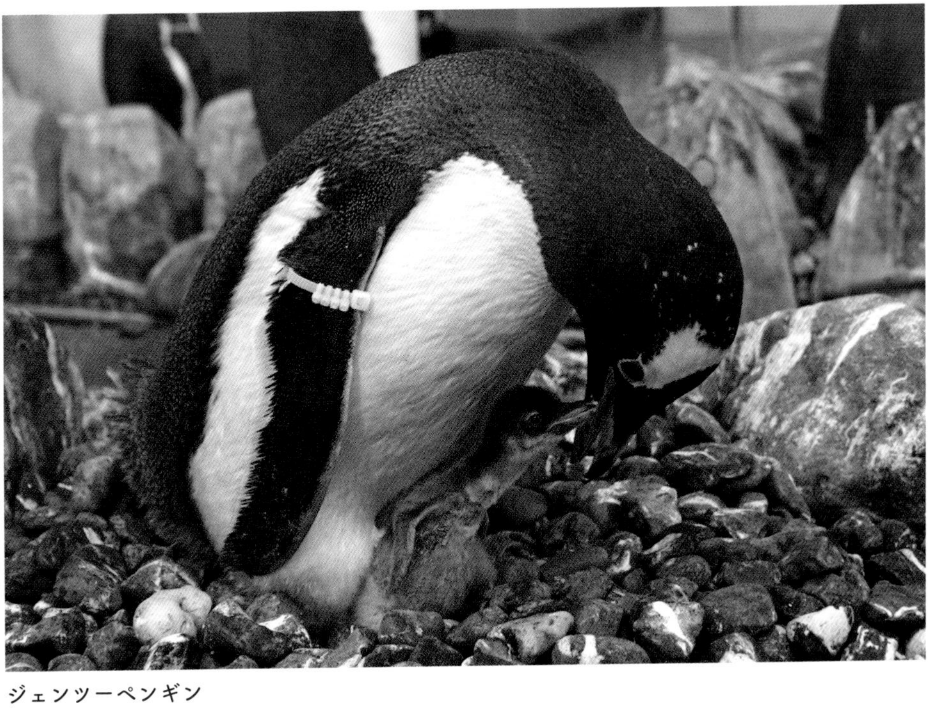

ジェンツーペンギン

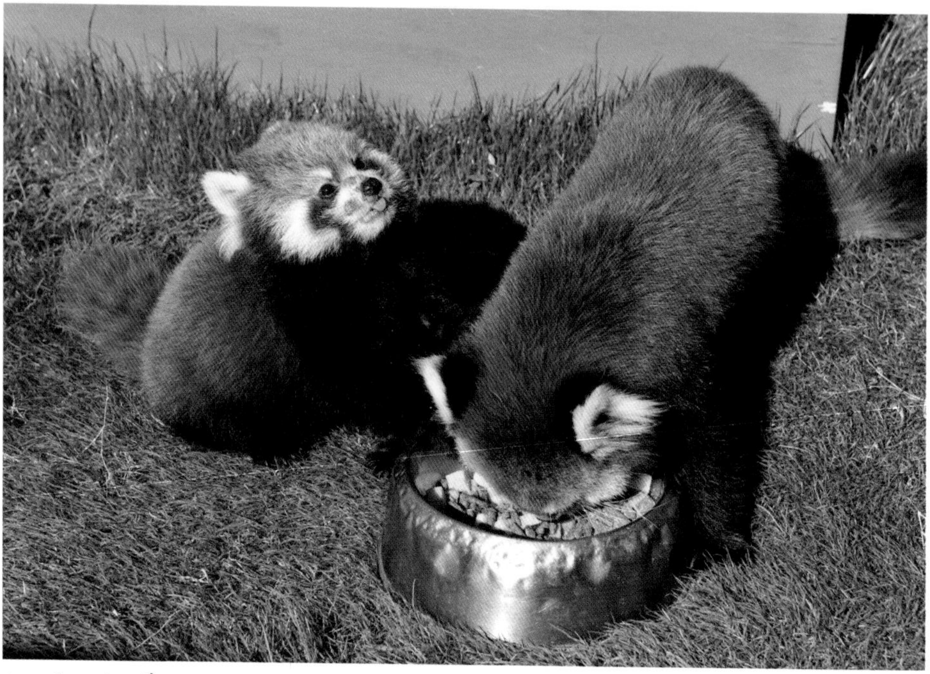

レッサーパンダ

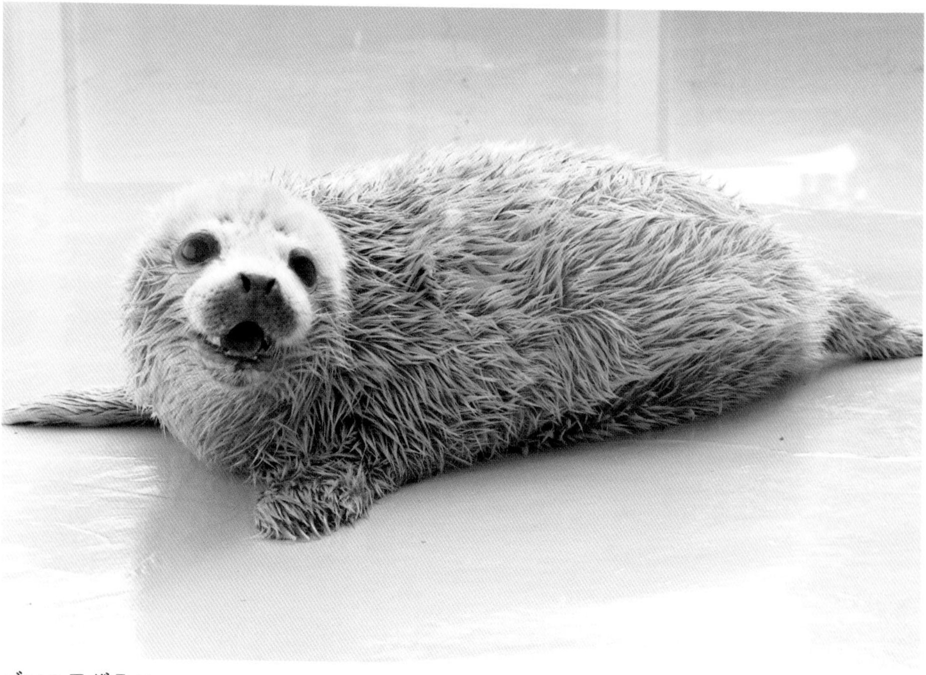

ゴマフアザラシ

アドベンチャーワールド

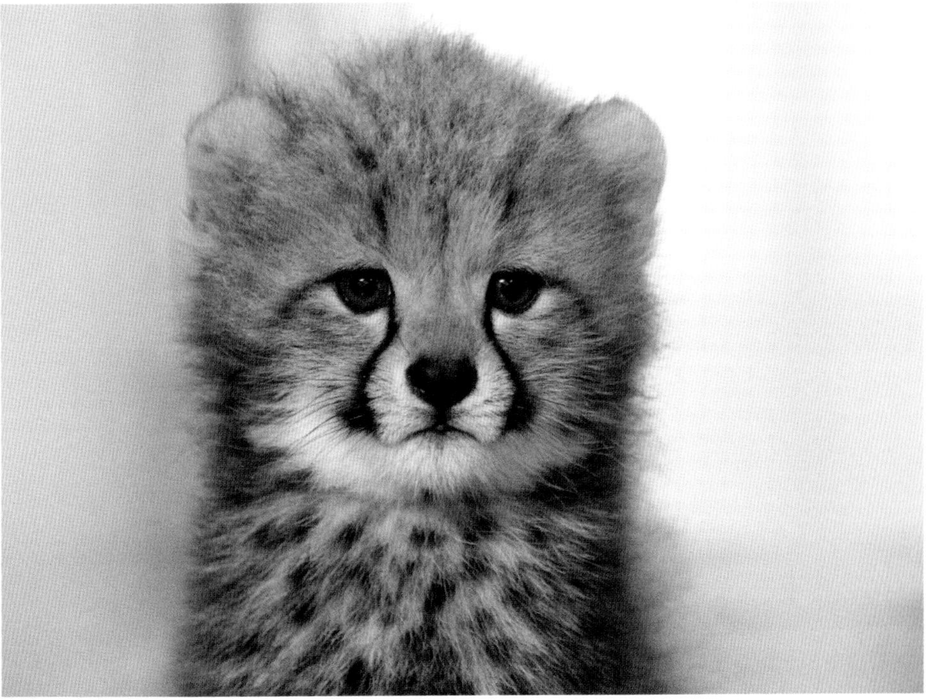

チーター

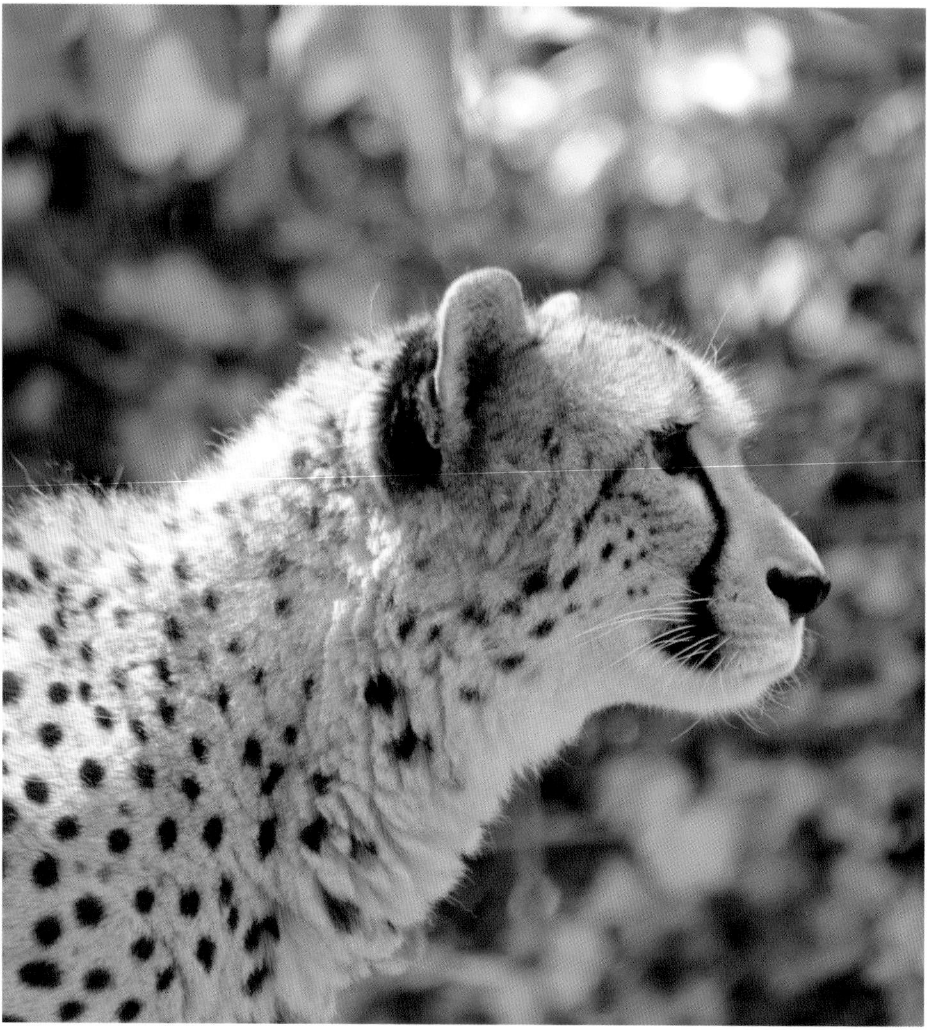

チーター

伊豆アニマルキングダム

静岡県

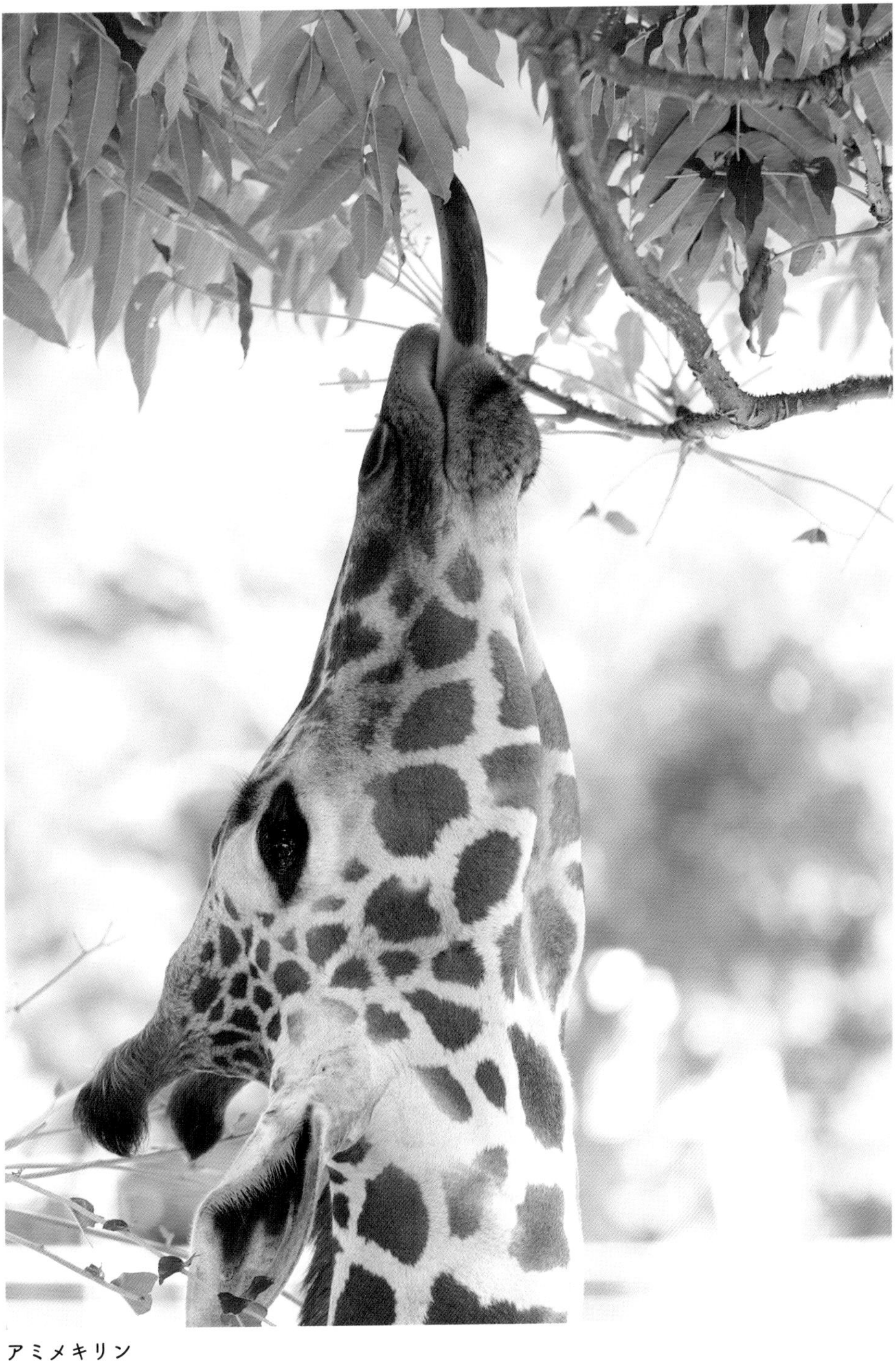

アミメキリン

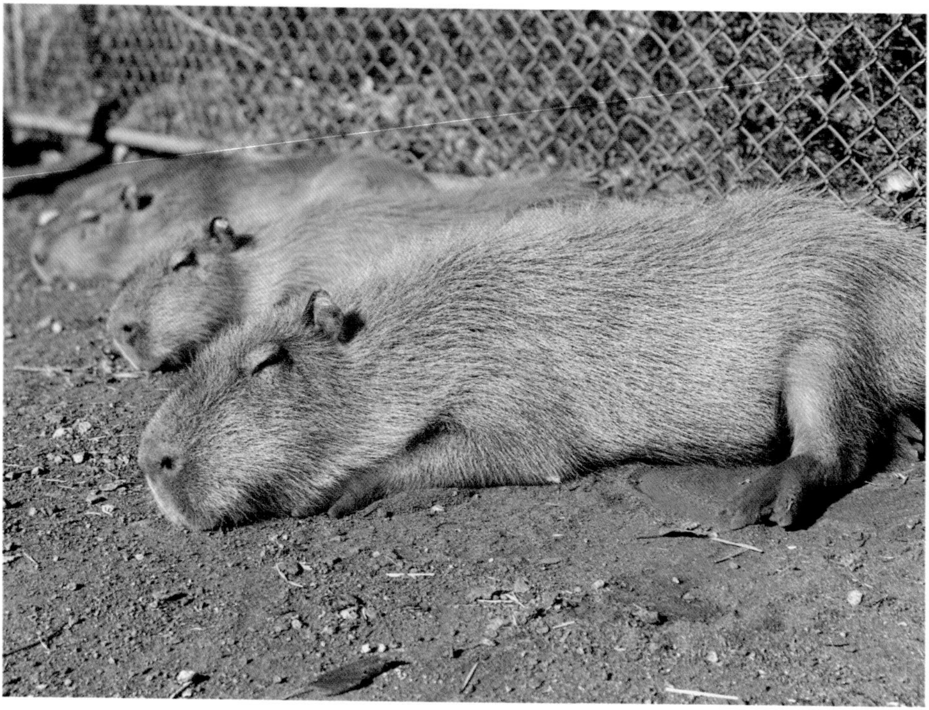
カピバラ

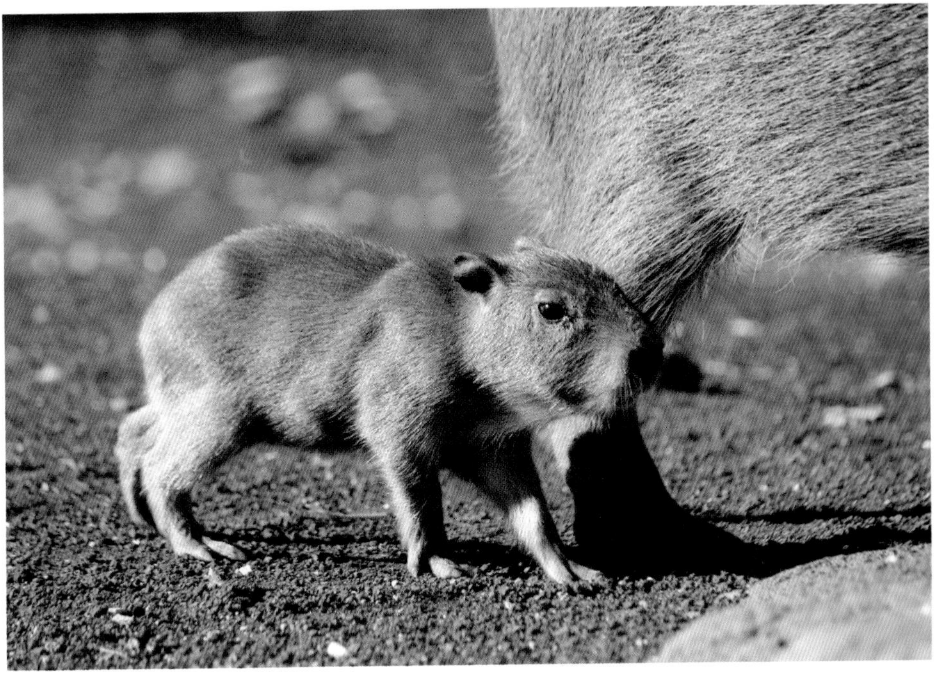

カピバラ

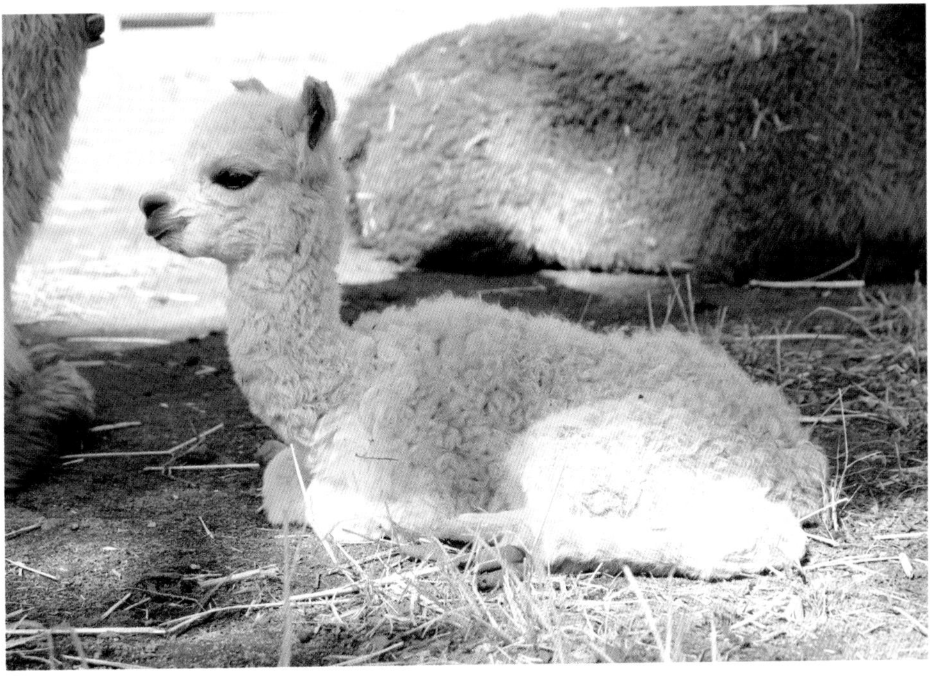

アルパカ

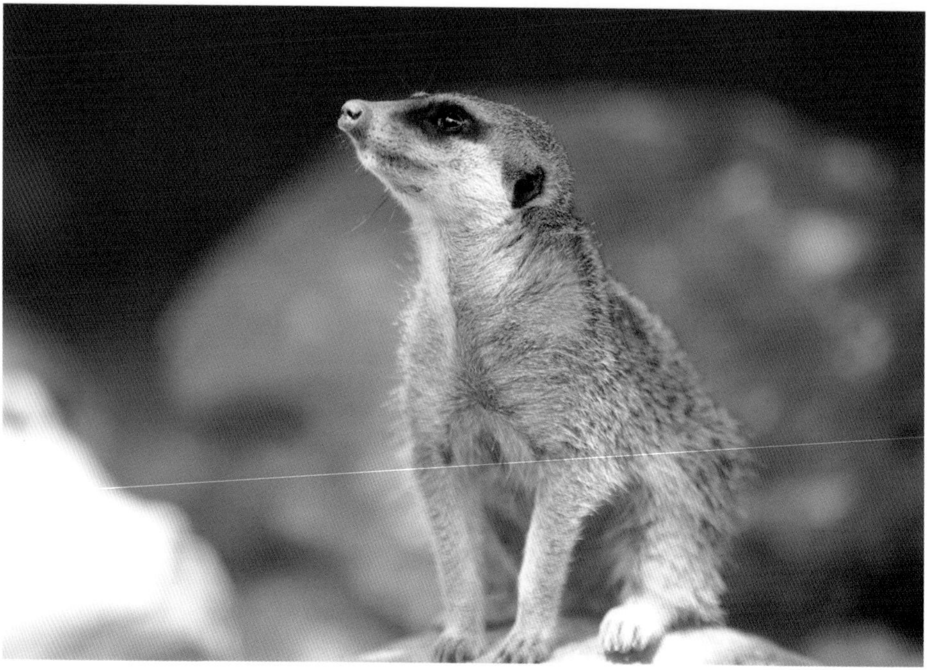

ミーアキャット

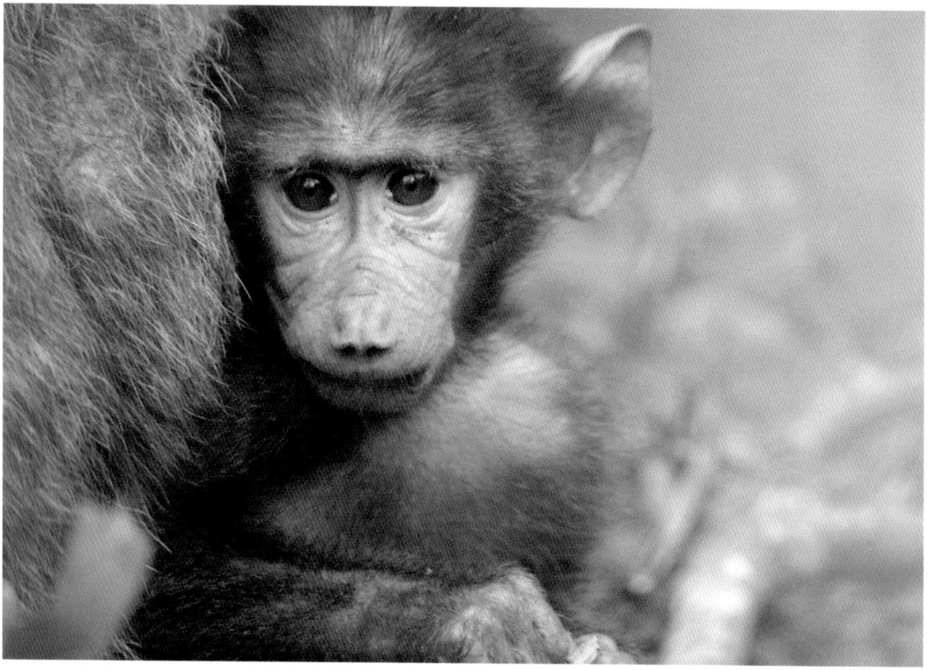

ドグエラヒヒ

伊豆アニマルキングダム

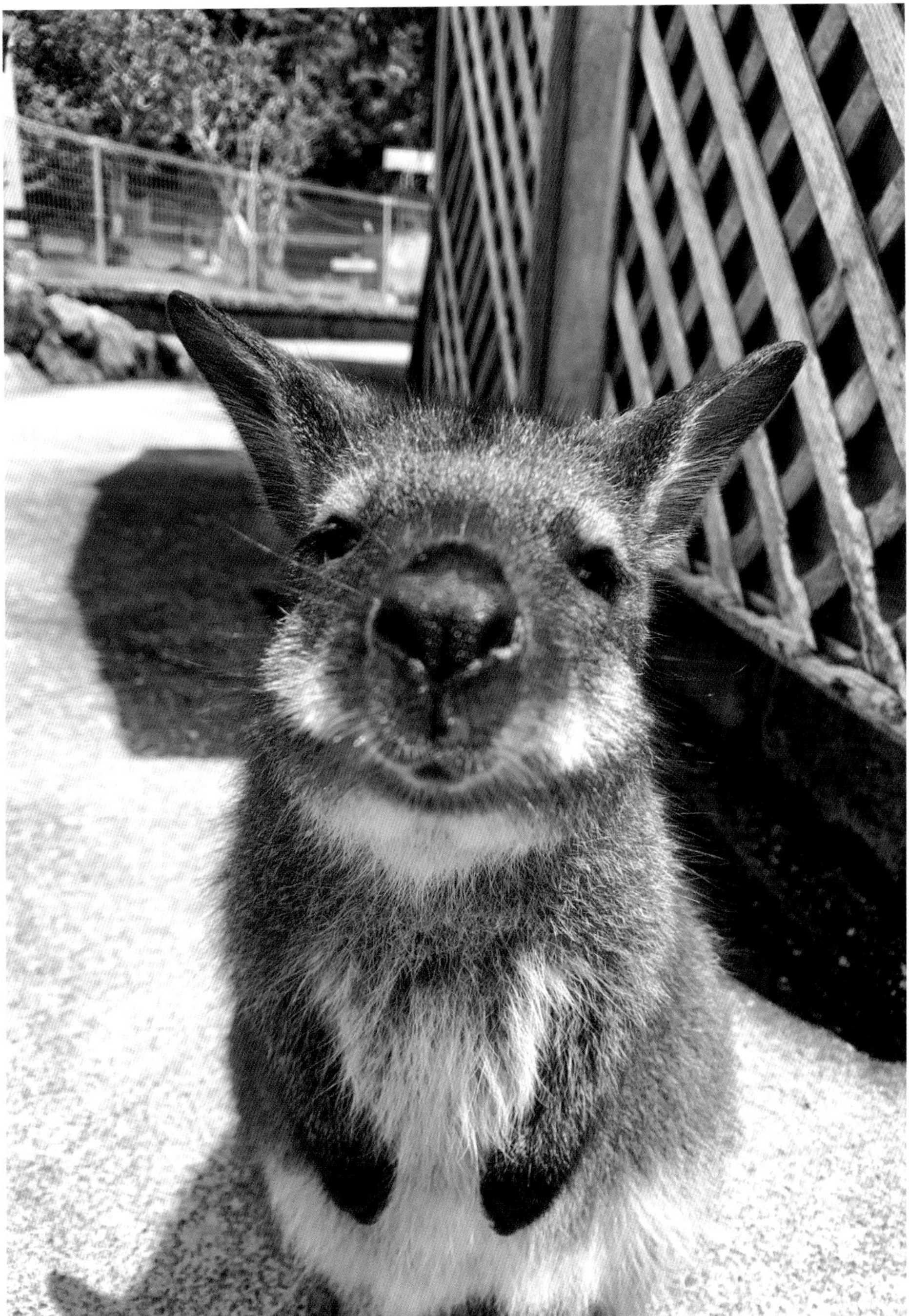

ベネットワラビー

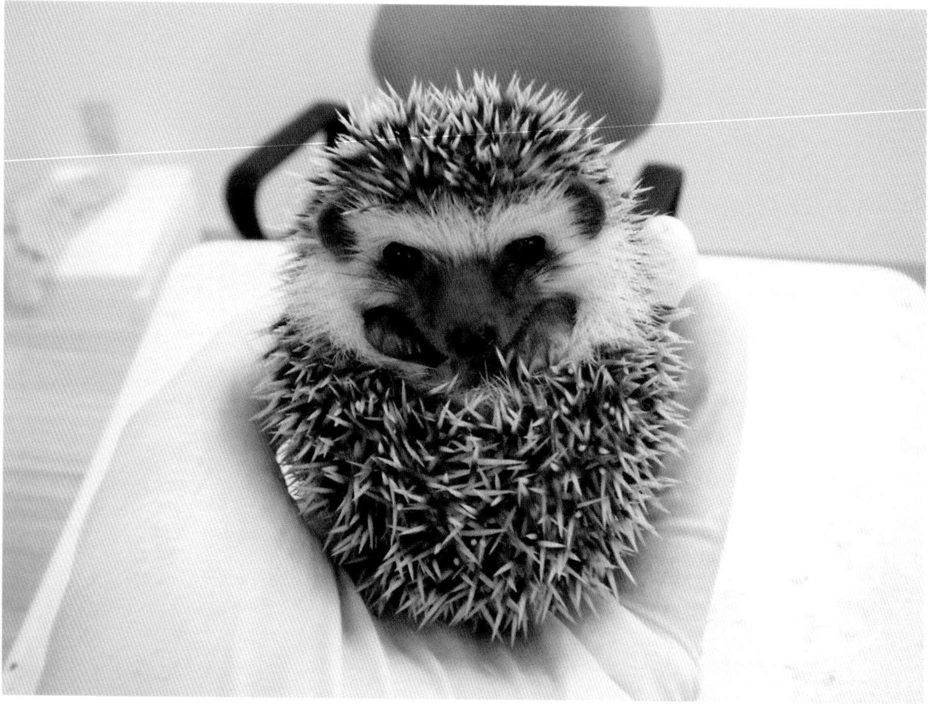

ヨツユビハリネズミ

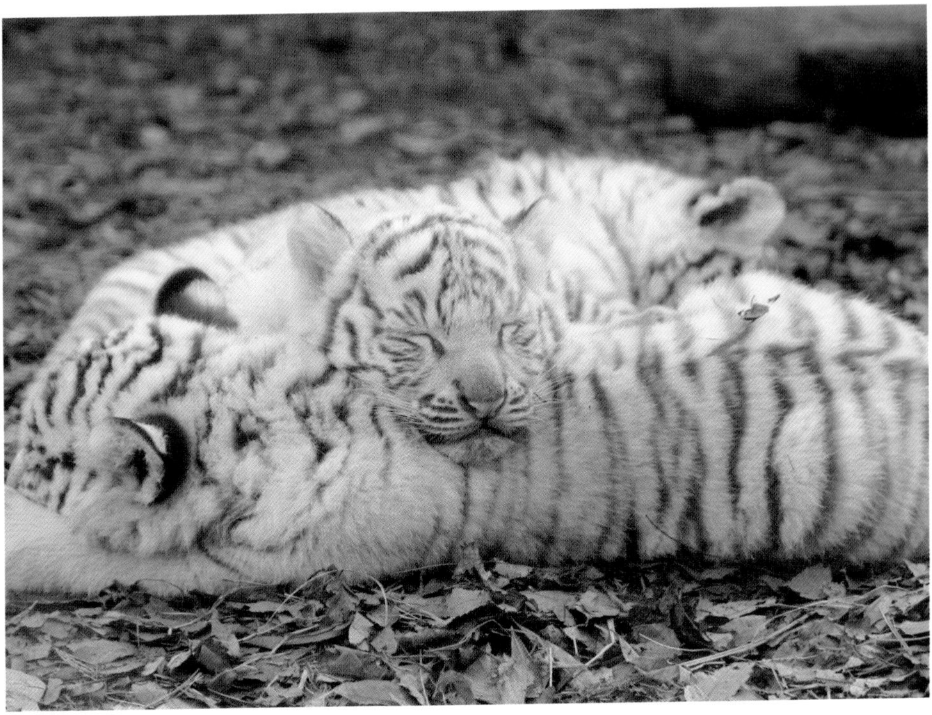

伊豆アニマルキングダム

ホワイトタイガー

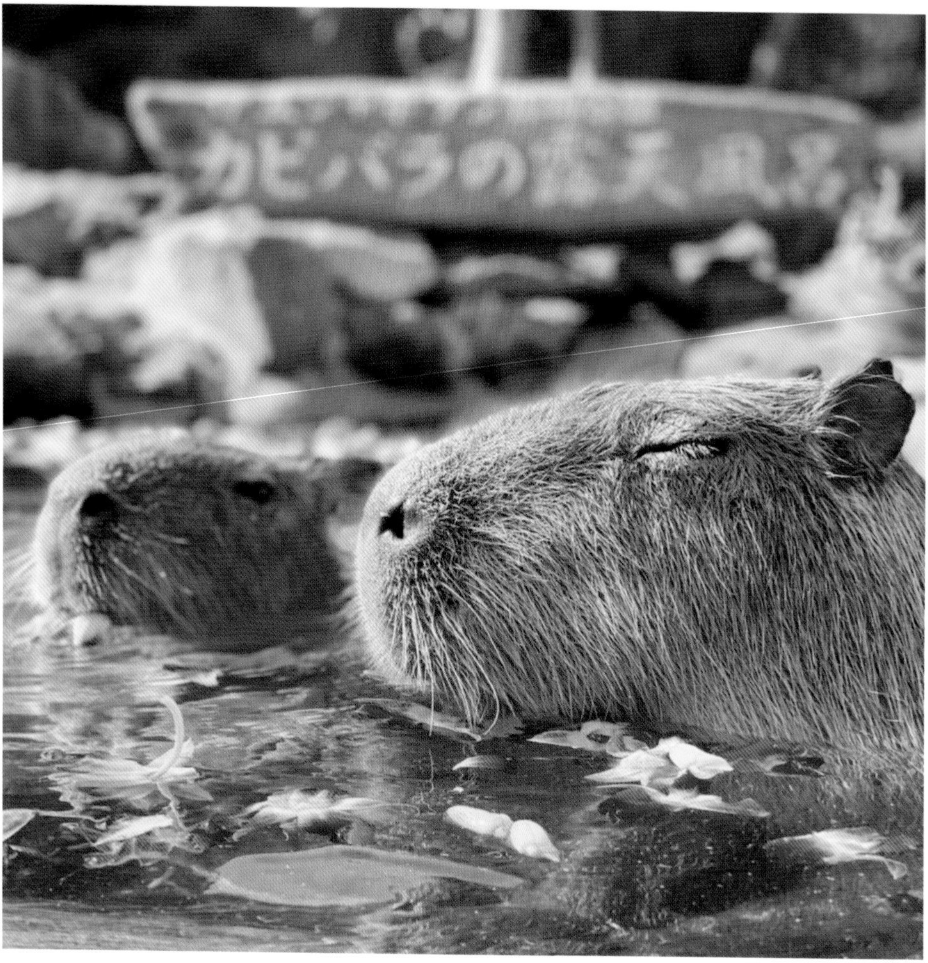

カピバラ

伊豆シャボテン動物公園

静岡県

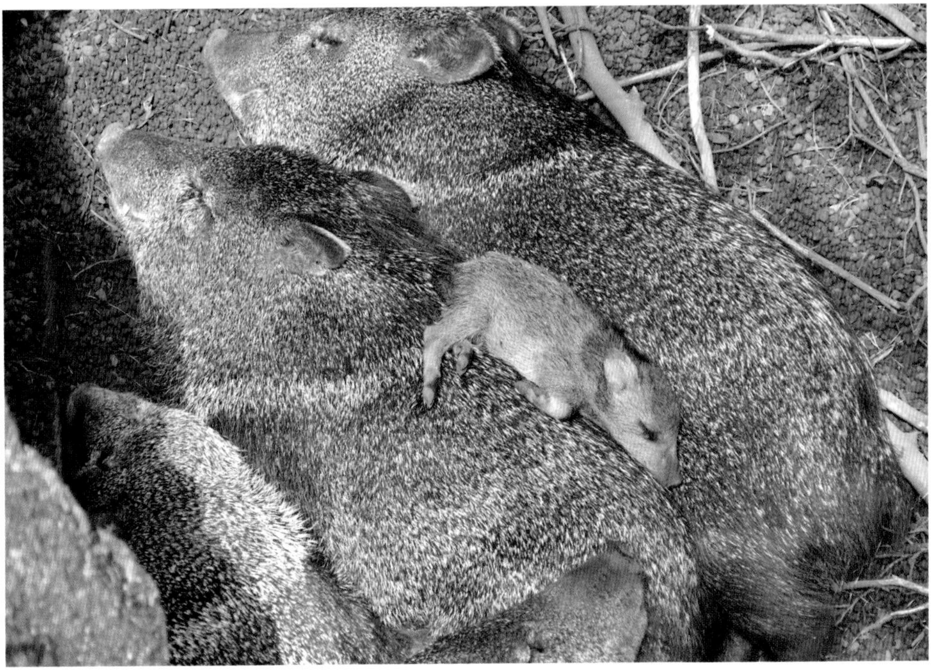

クビワペッカリー

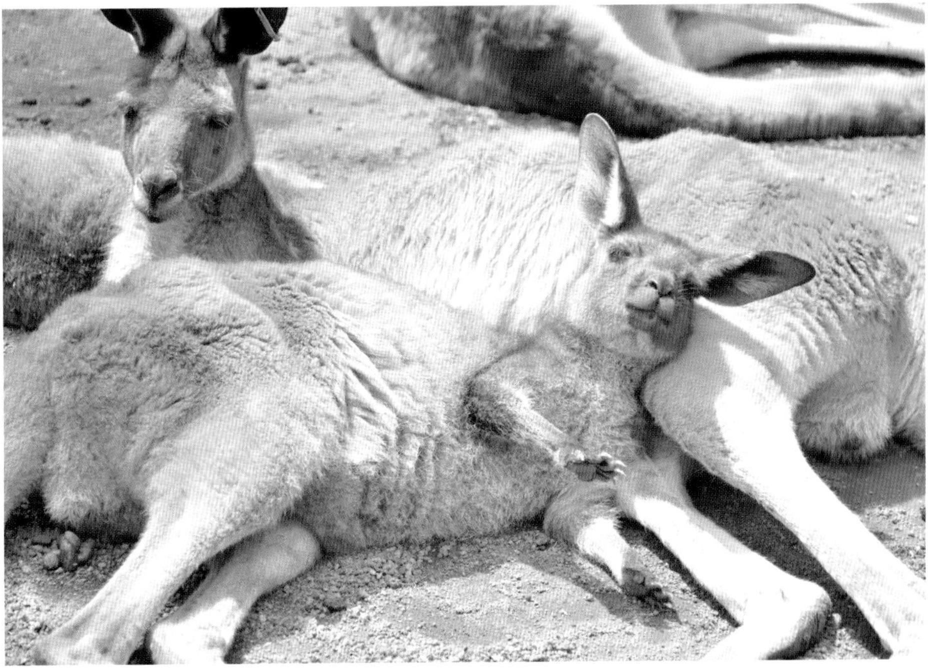

クロカンガルー

伊豆シャボテン動物公園

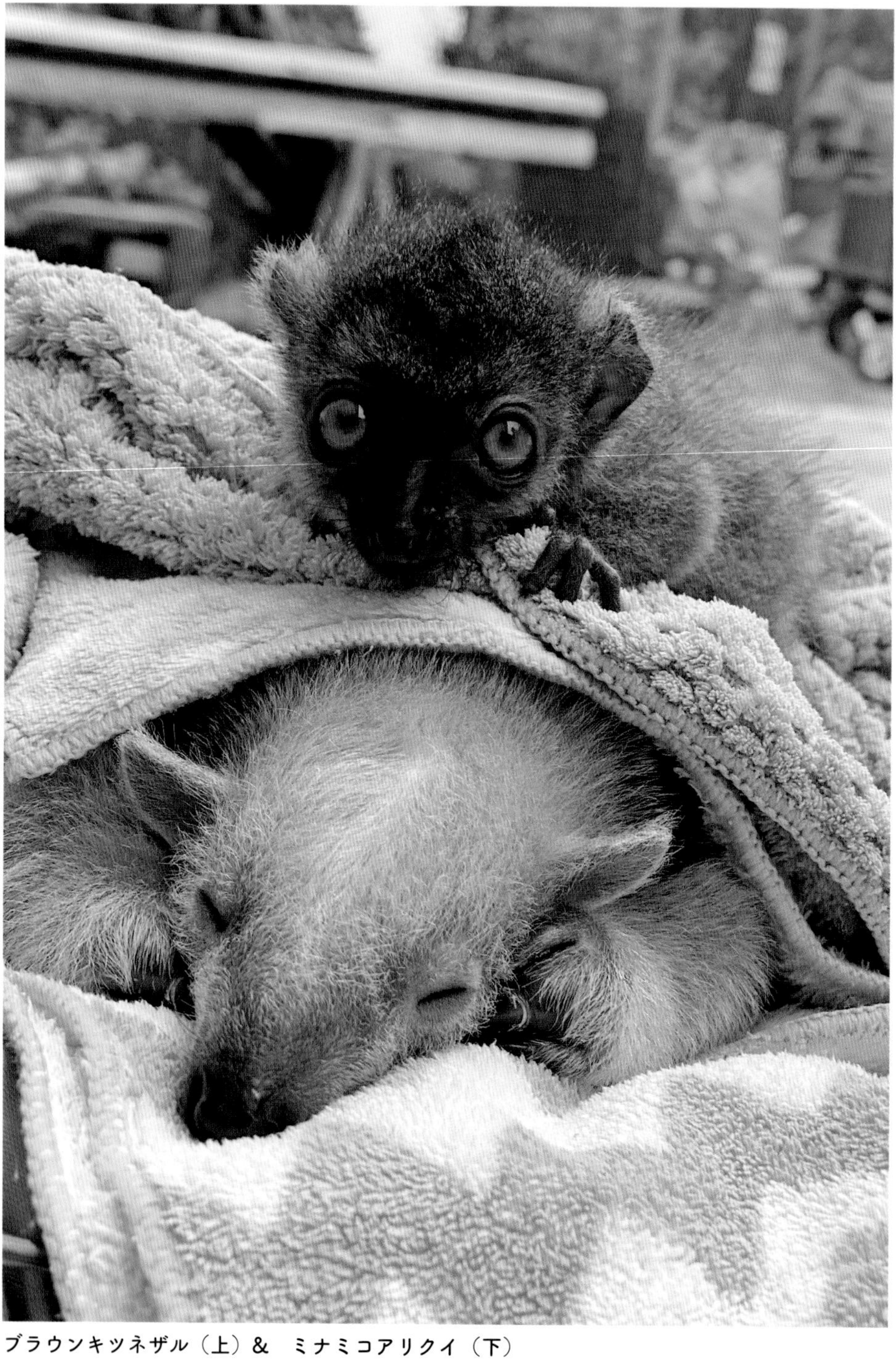

ブラウンキツネザル（上）＆　ミナミコアリクイ（下）

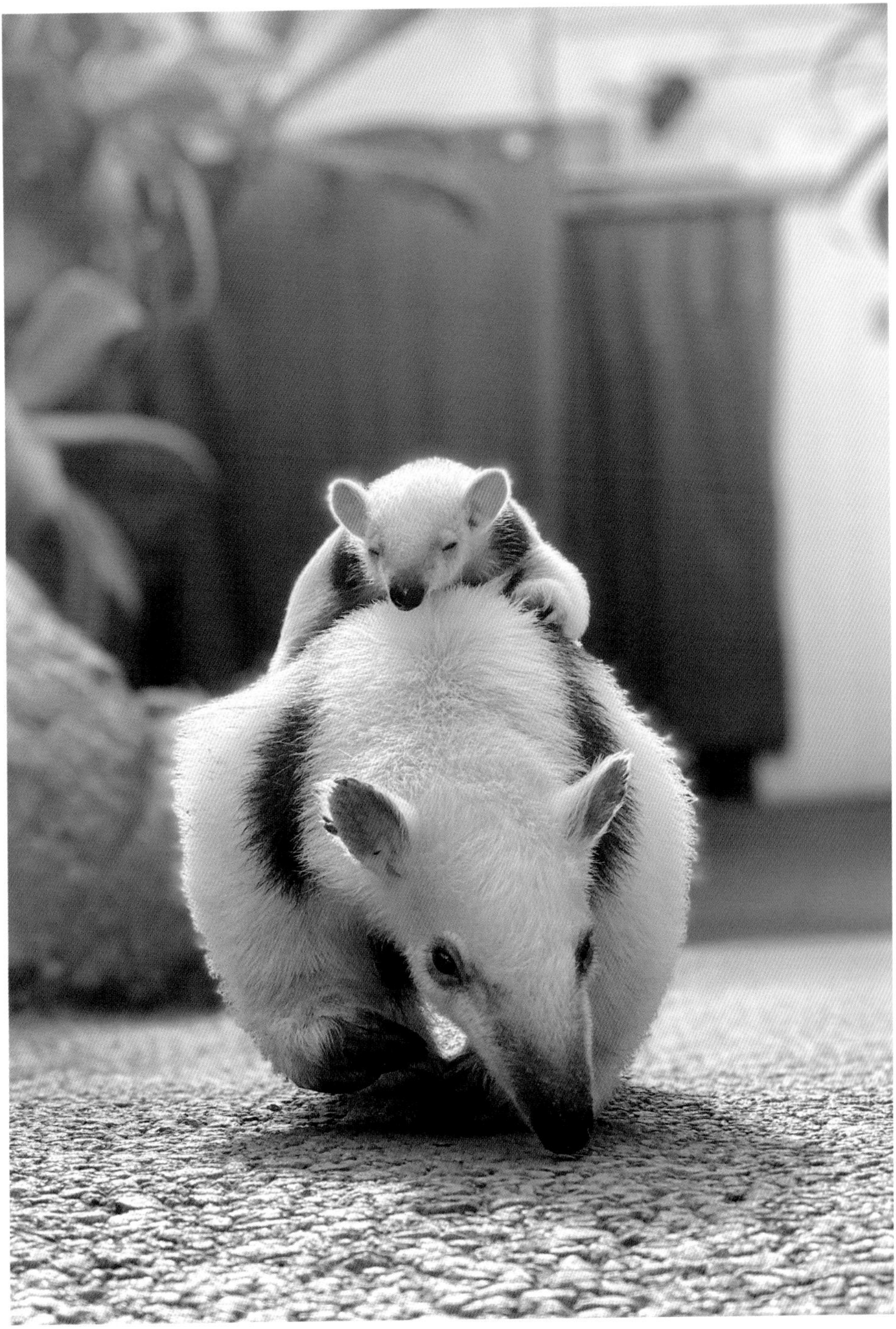

ミナミコアリクイ

伊豆シャボテン動物公園

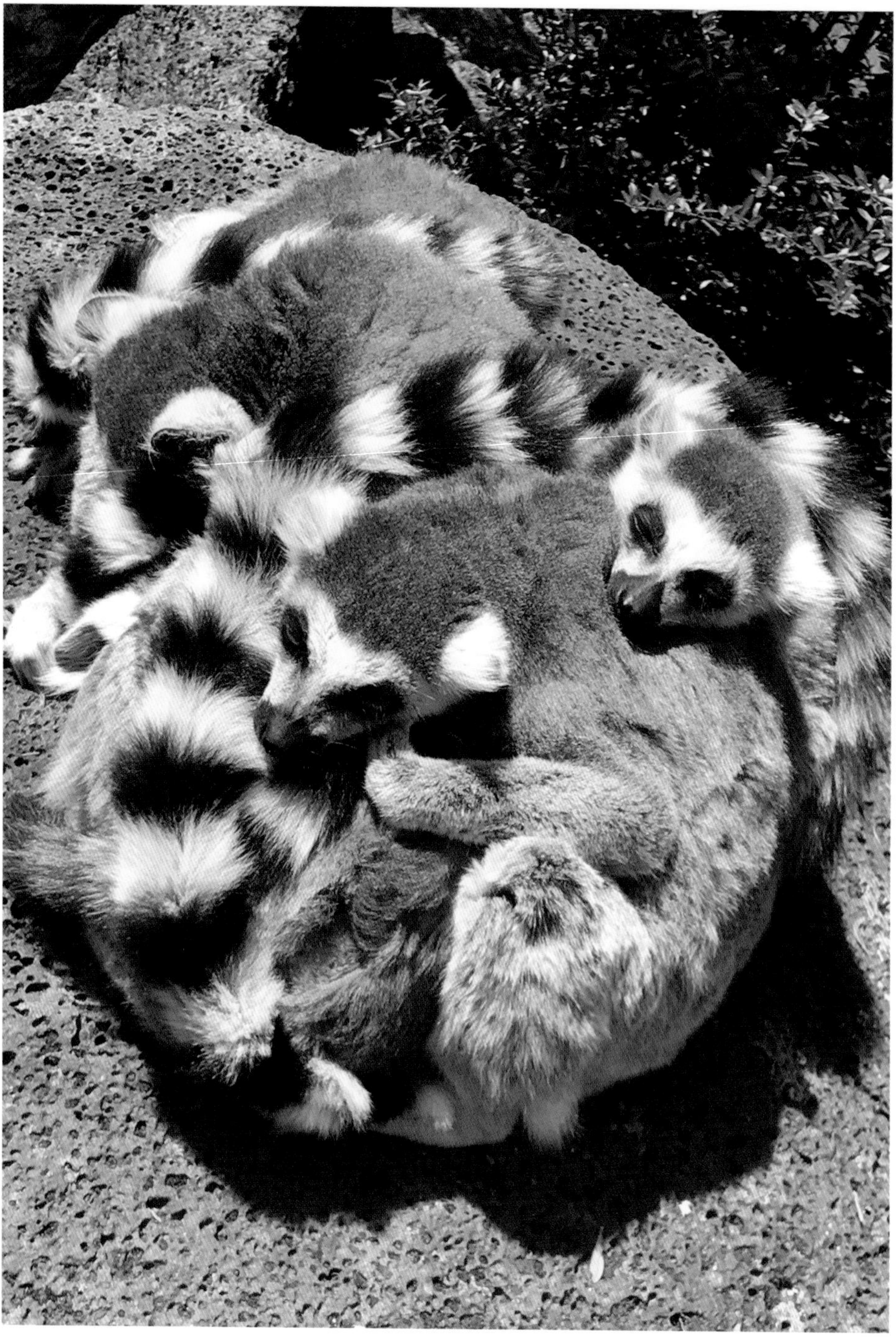

ワオキツネザル

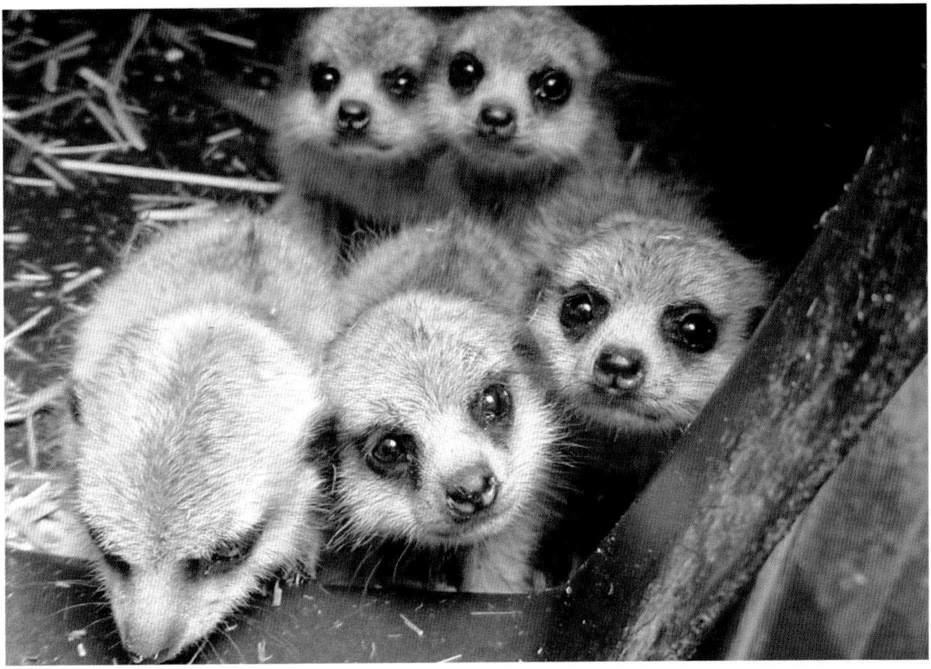

ミーアキャット

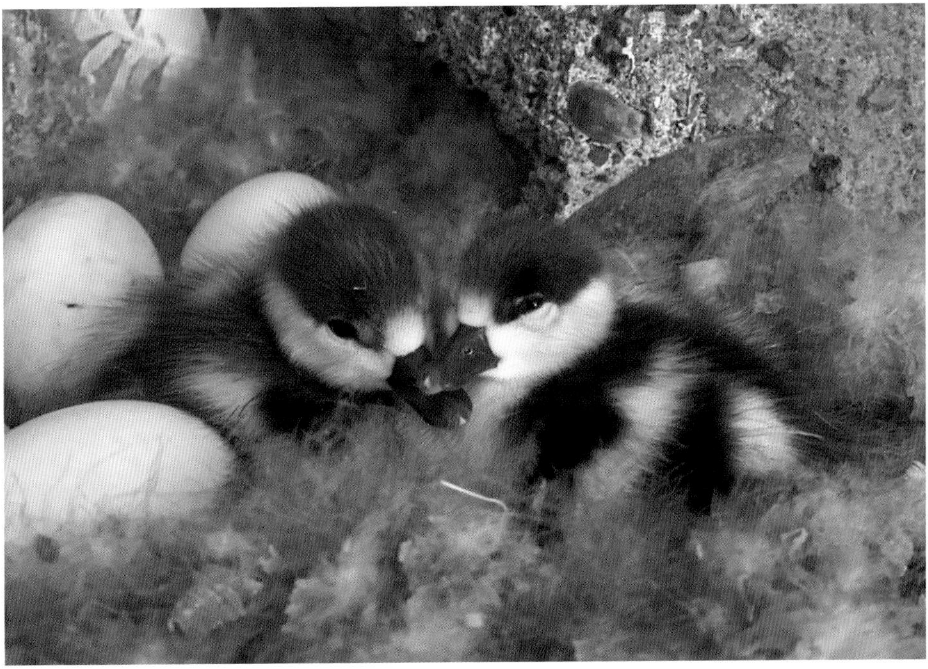

アカツクシガモ

伊豆シャボテン動物公園

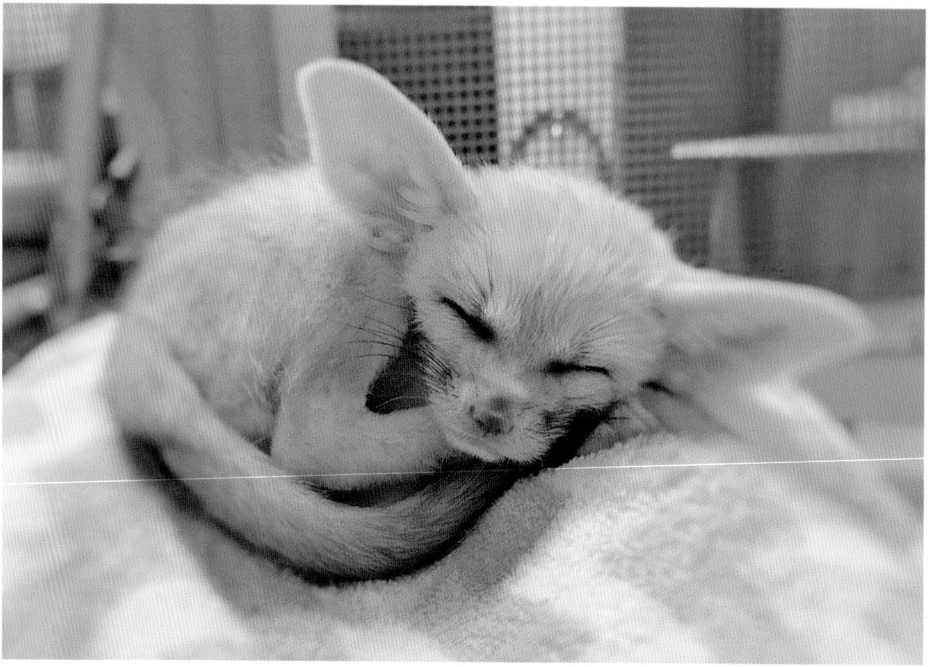
フェネック

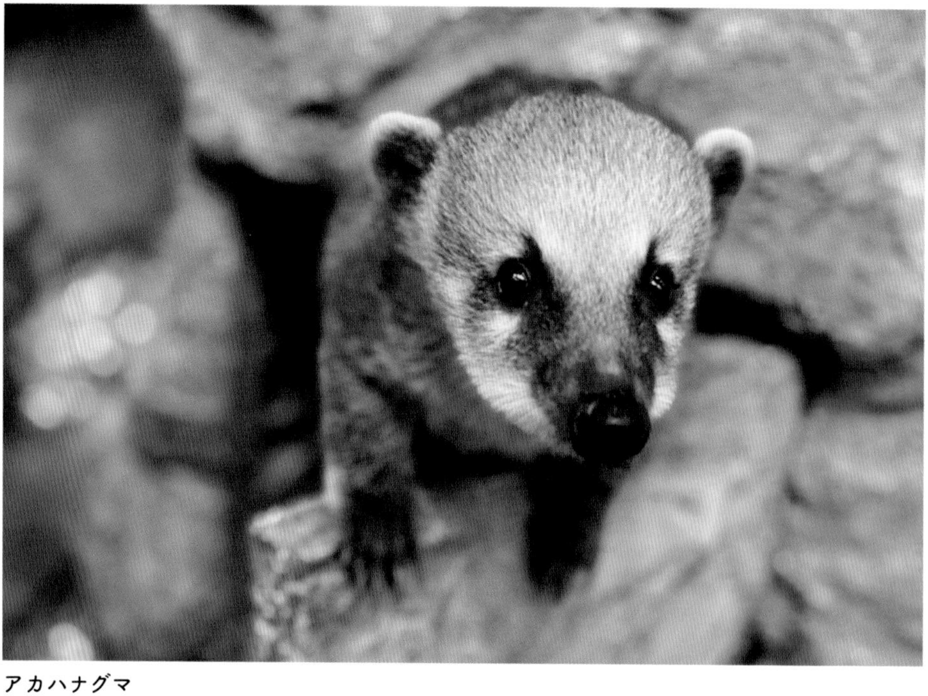
アカハナグマ

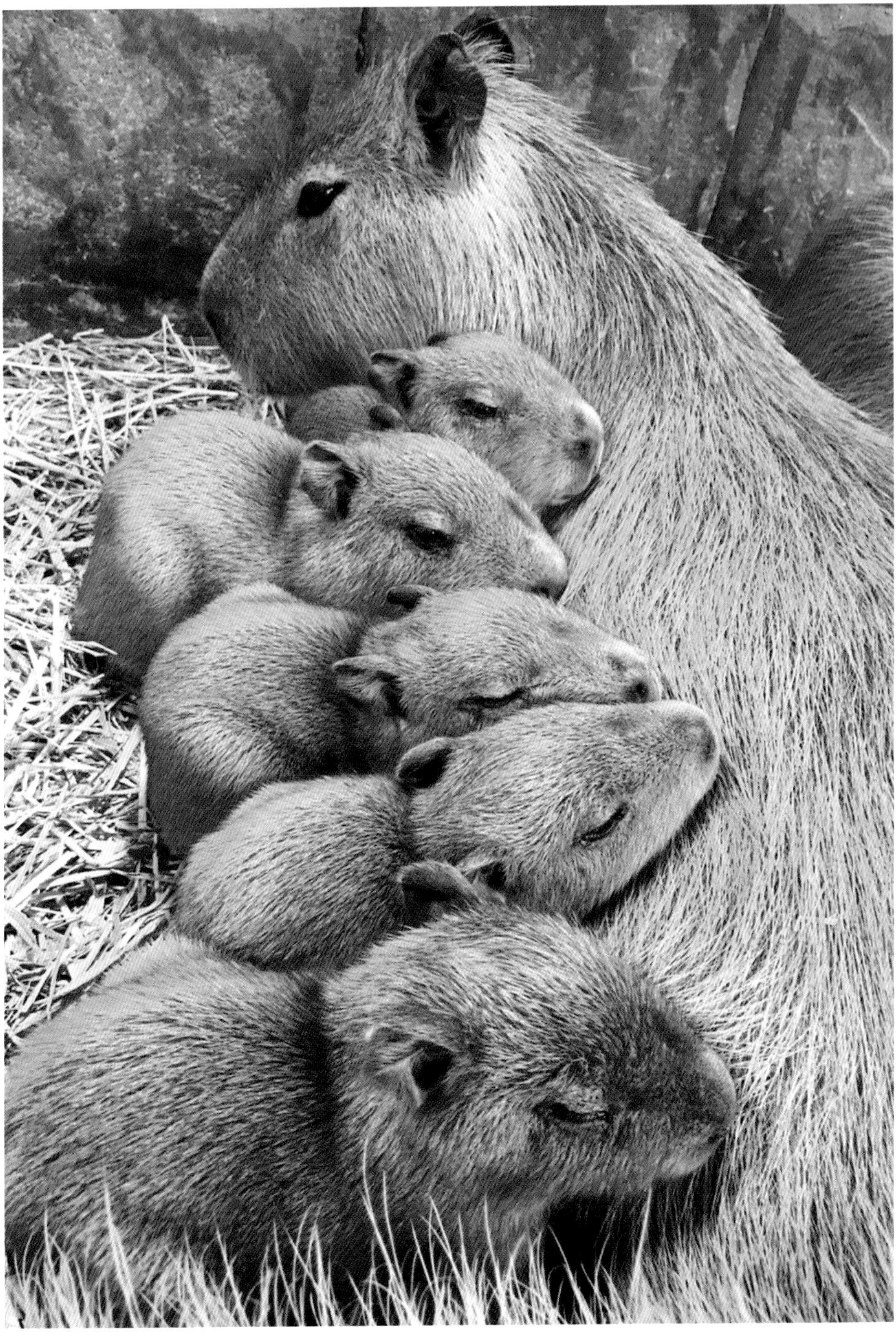

カピバラ

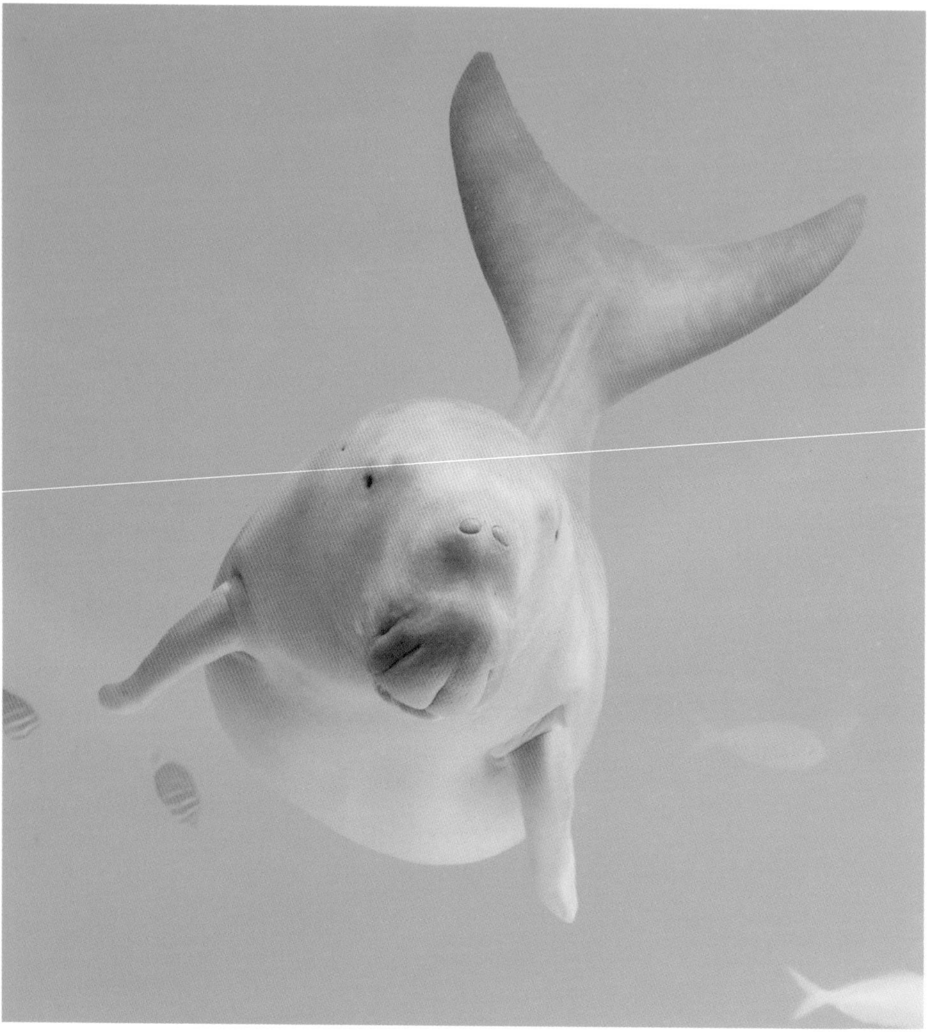

ジュゴン

鳥羽水族館
三重県

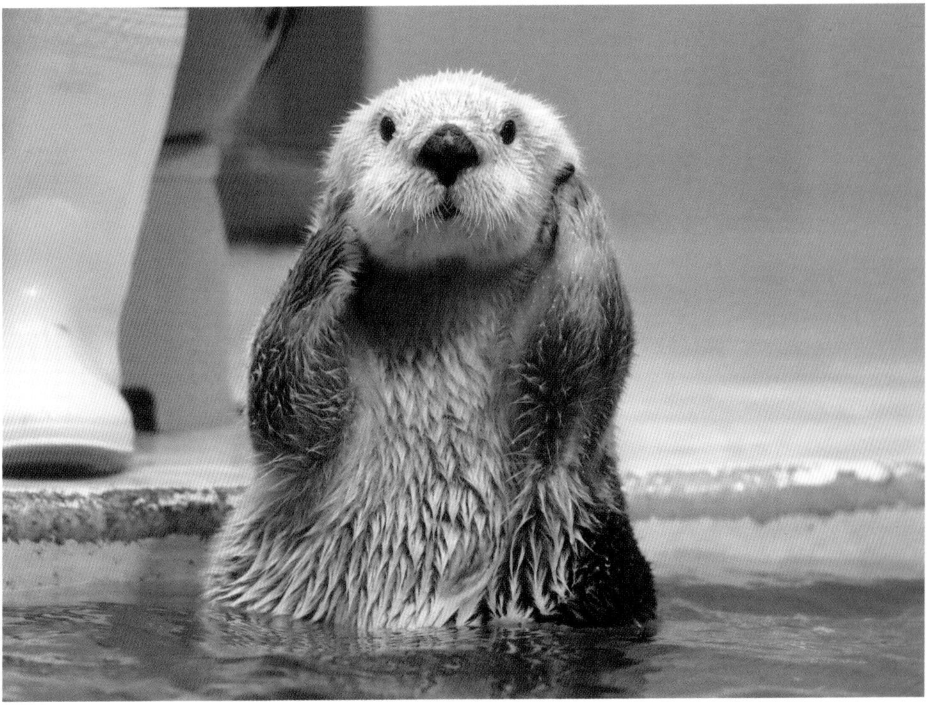

アラスカラッコ

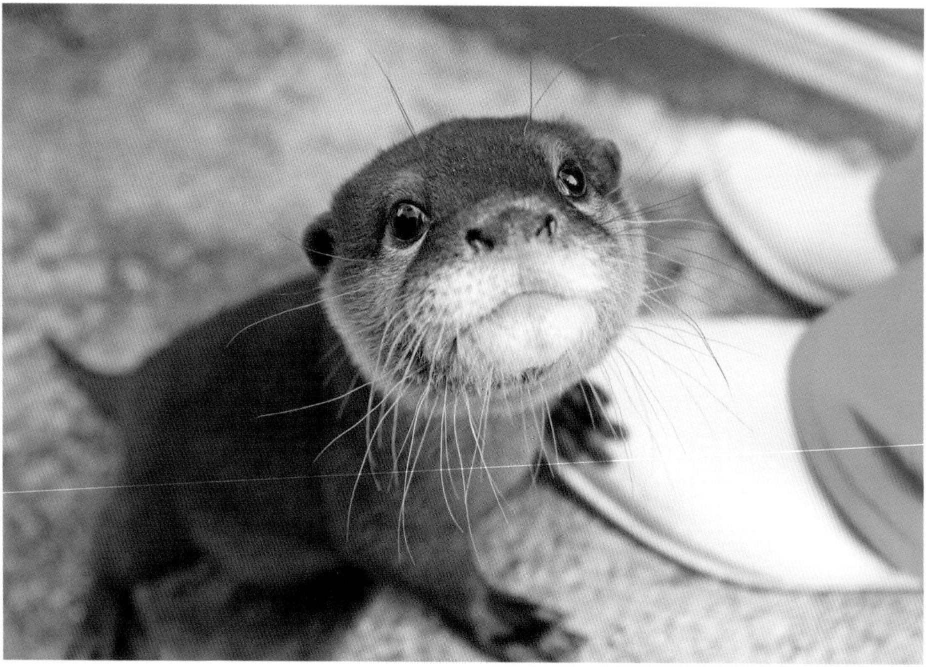

コツメカワウソ

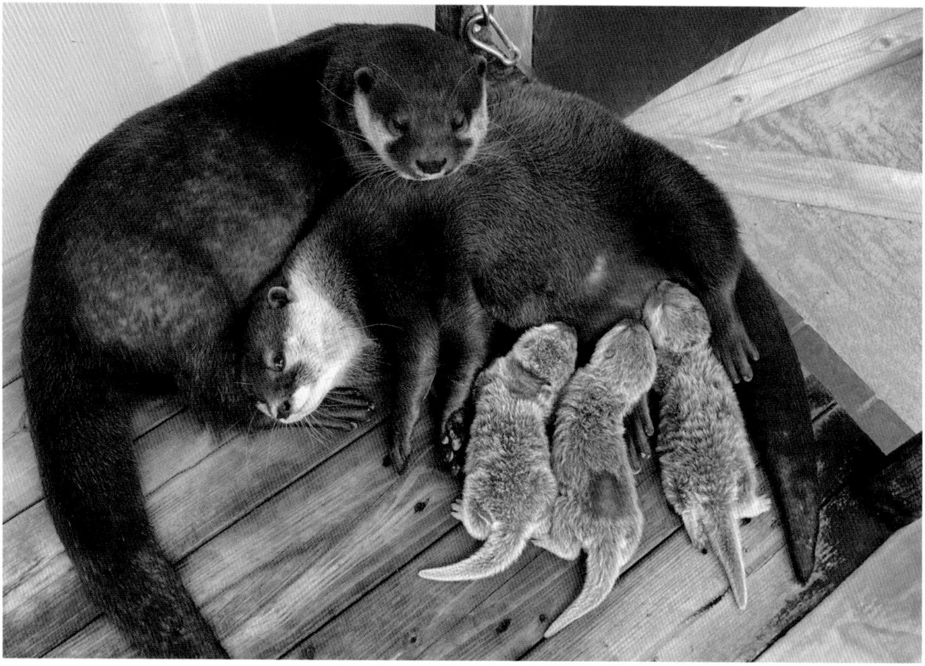

コツメカワウソ

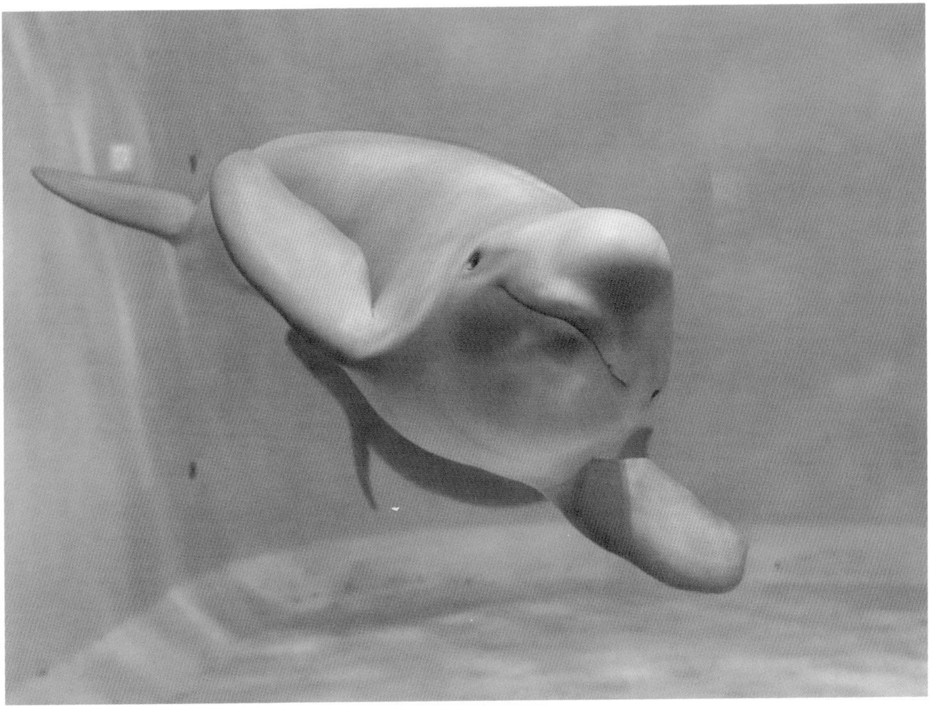

スナメリ

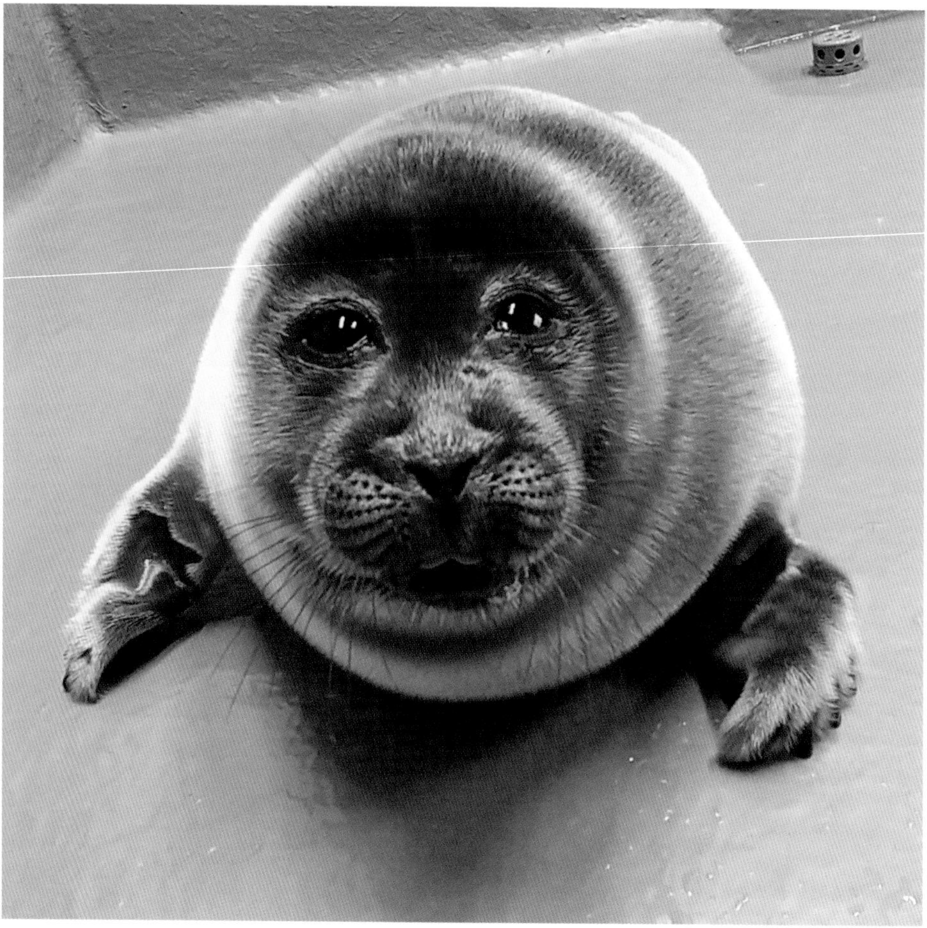

バイカルアザラシ

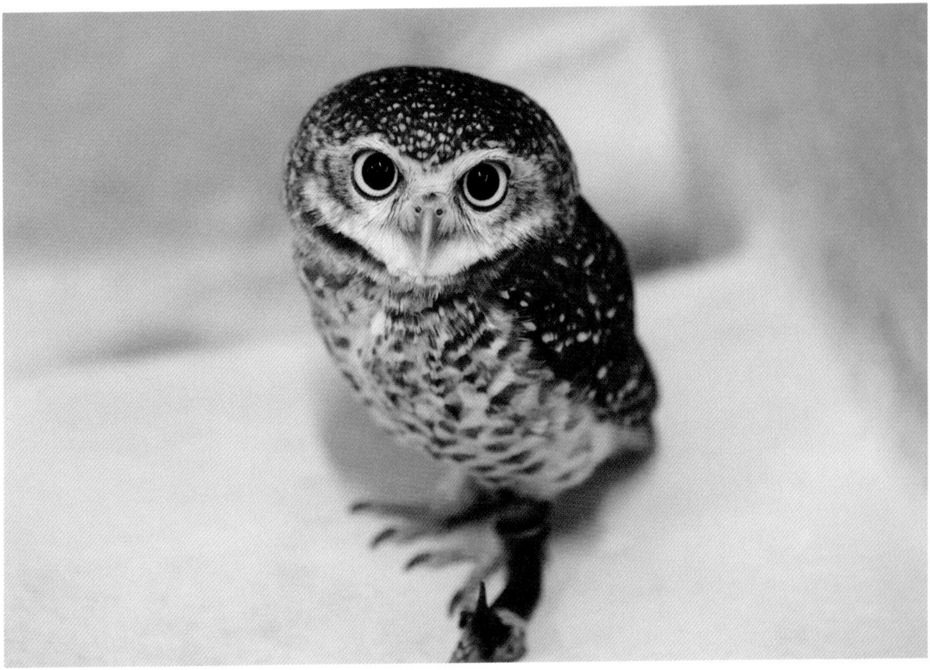

インドコキンメフクロウ

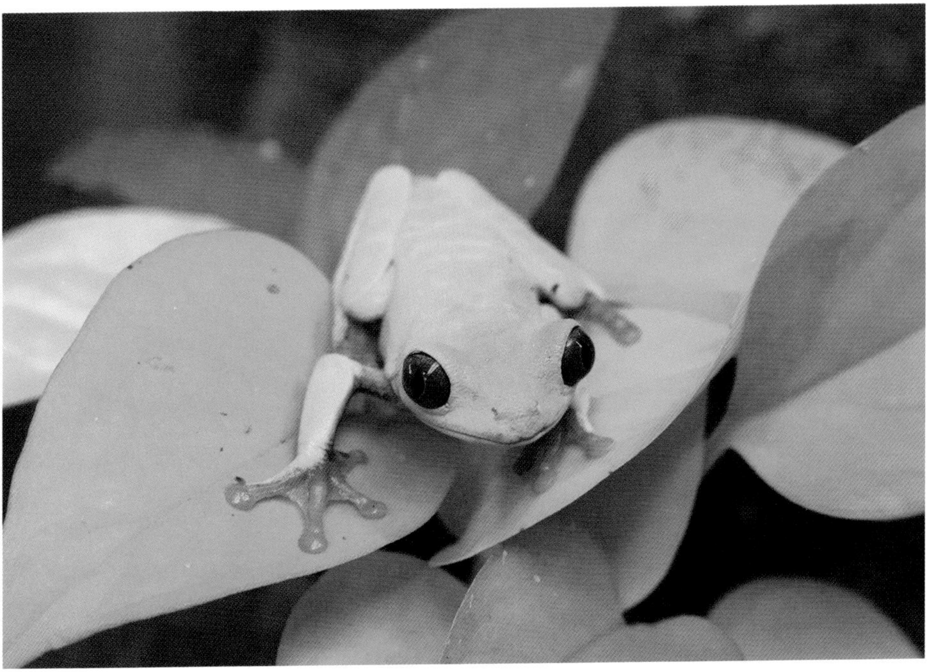

アカメアマガエル

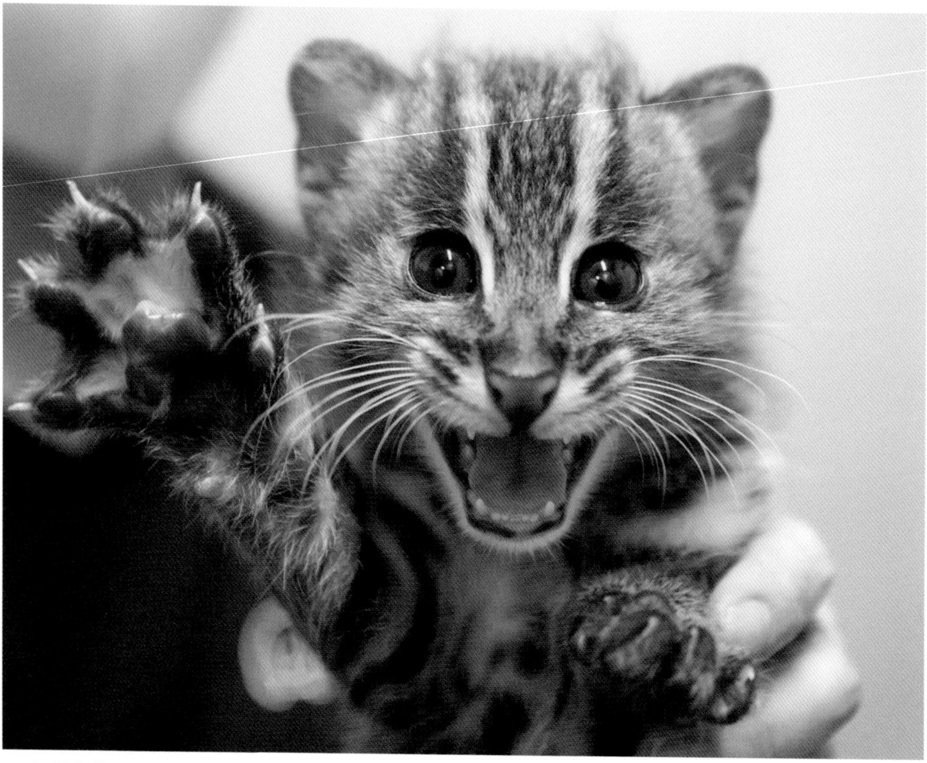

スナドリネコ

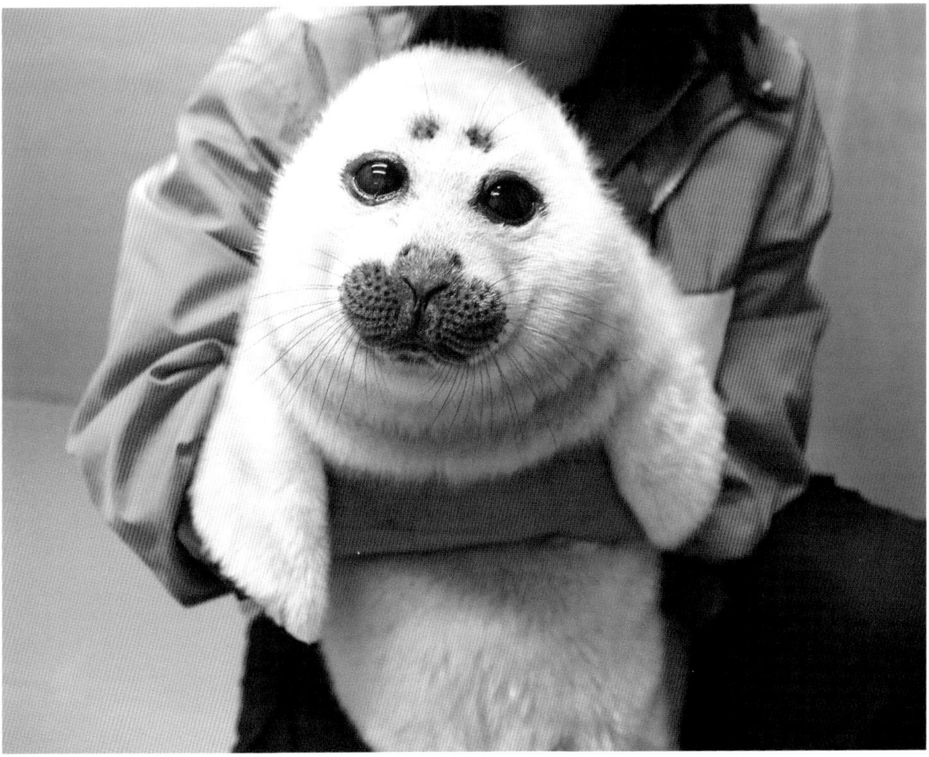

バイカルアザラシ

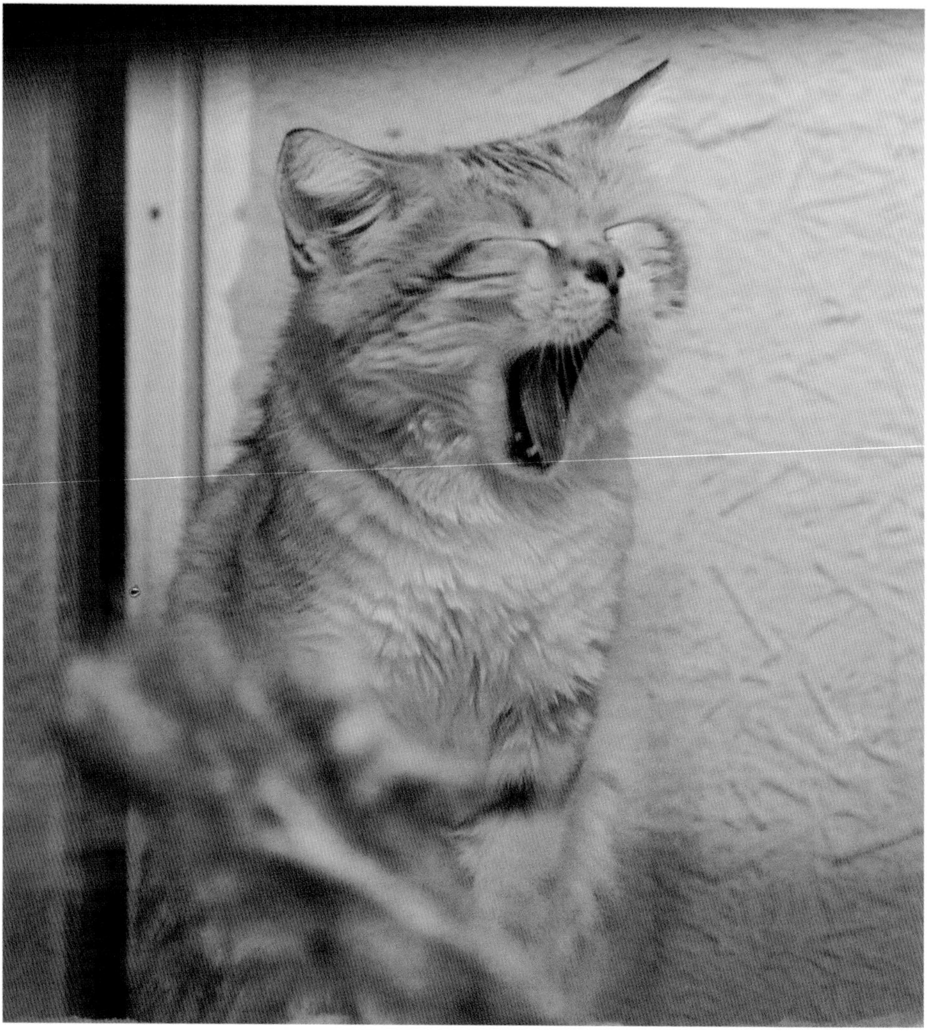

スナネコ

長崎バイオパーク

長崎県

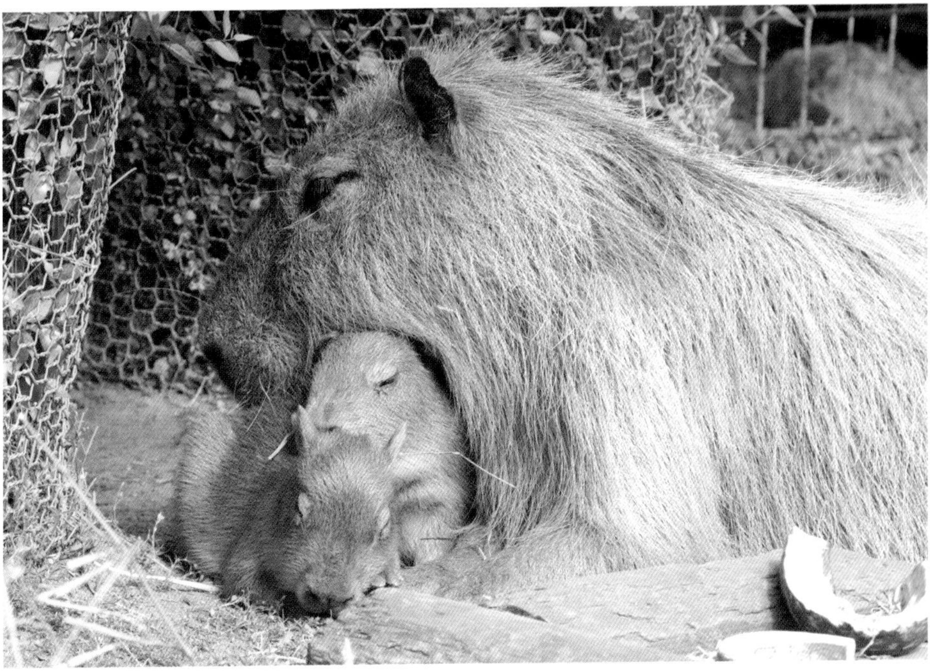

カピバラ

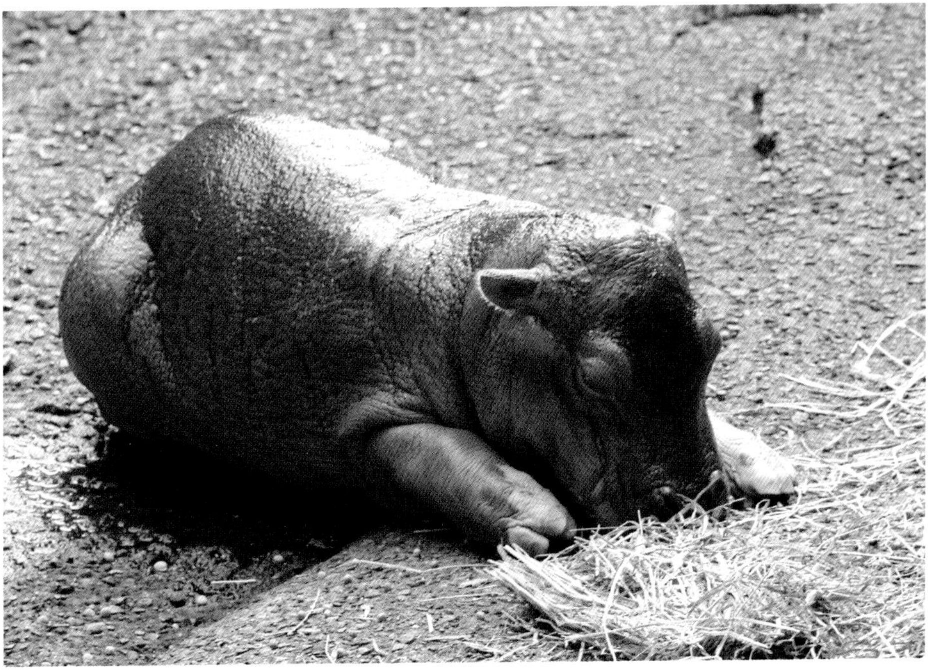

カバ

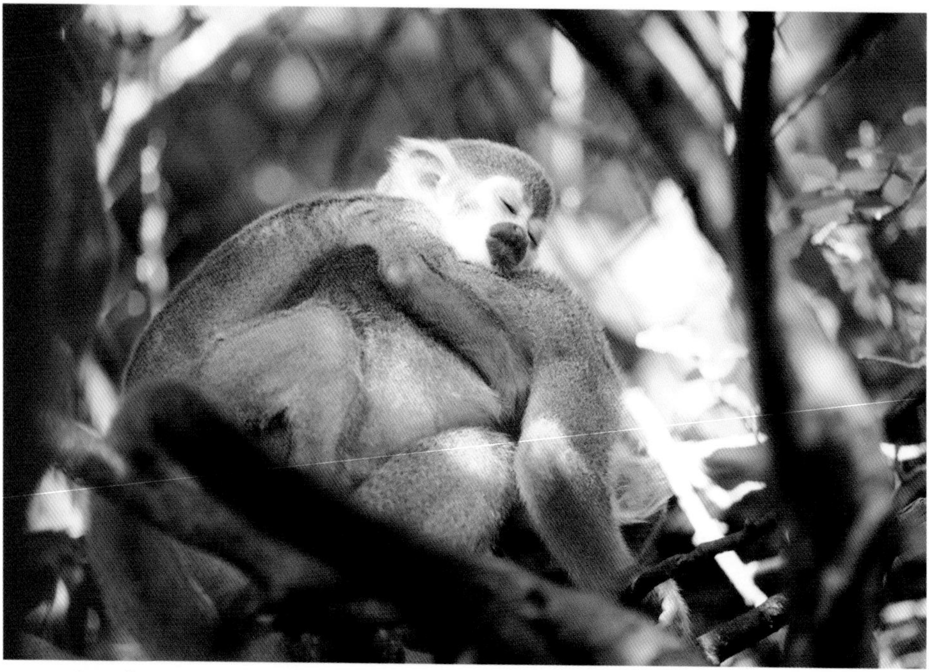

コモンリスザル

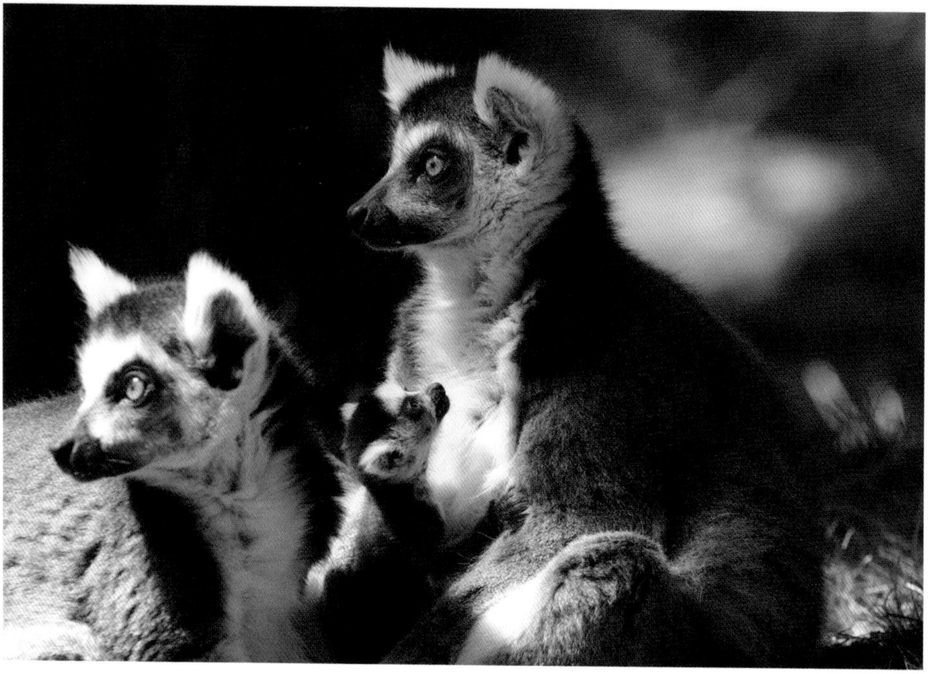

ワオキツネザル

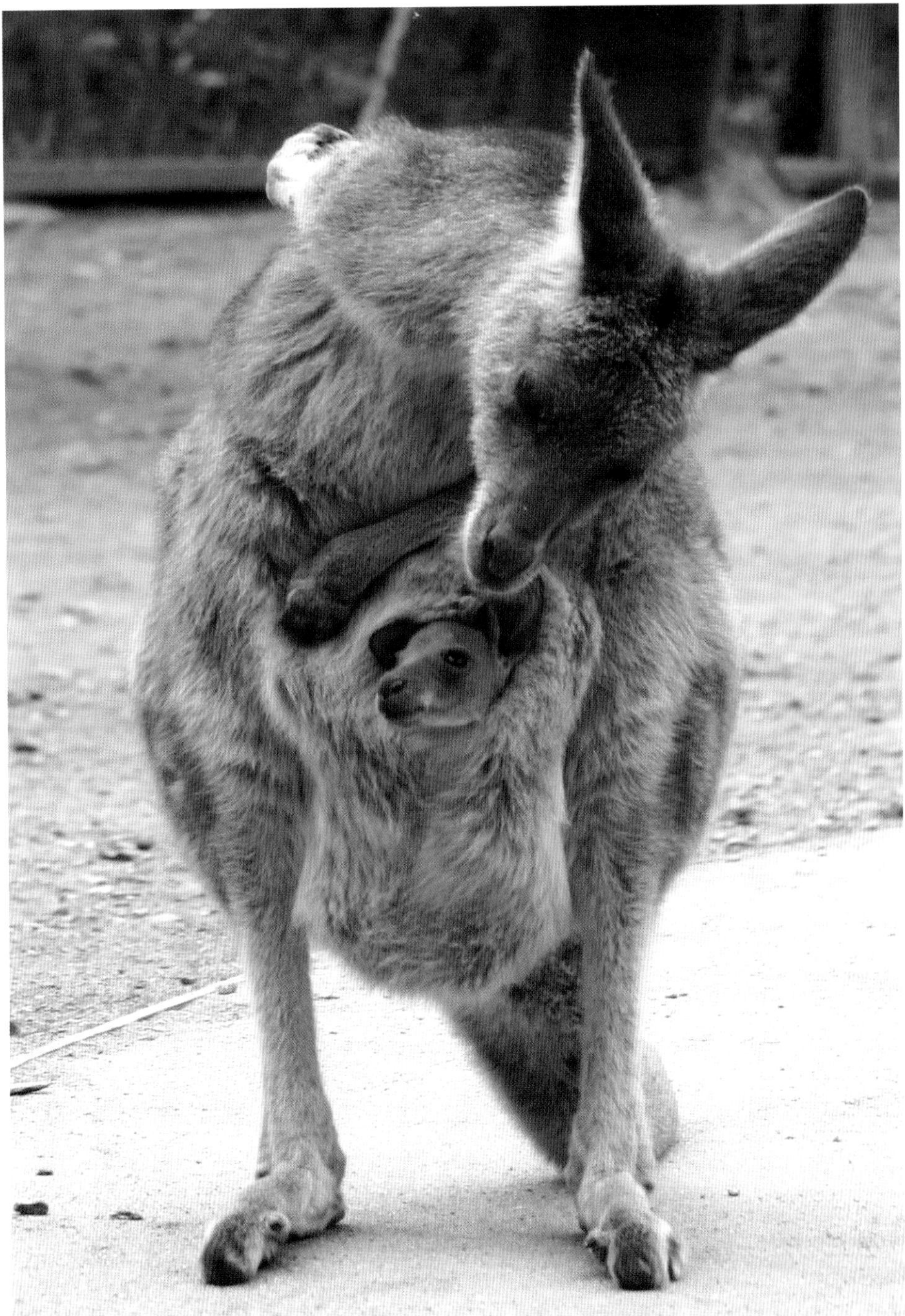

オオカンガルー

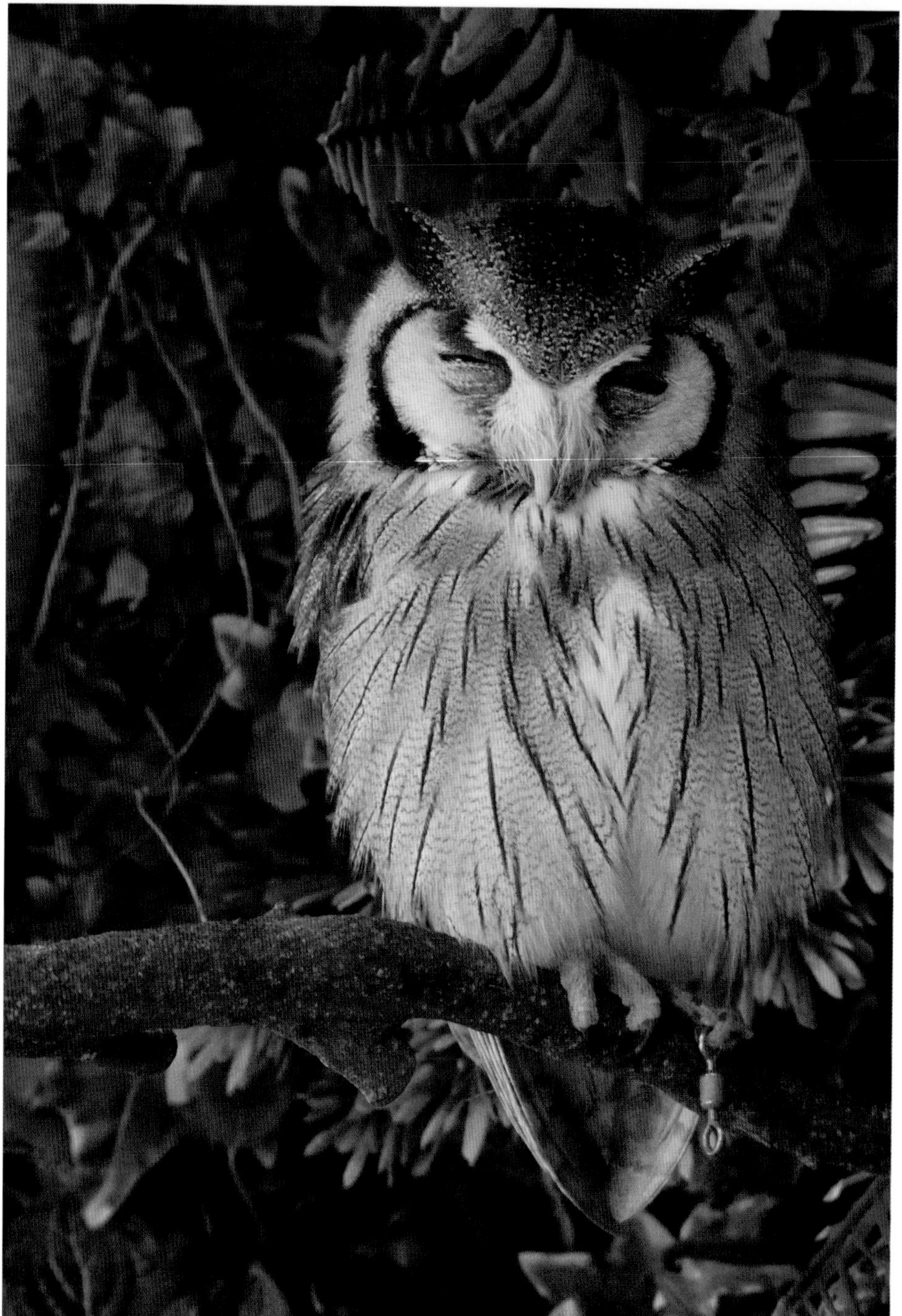

アフリカオオコノハズク

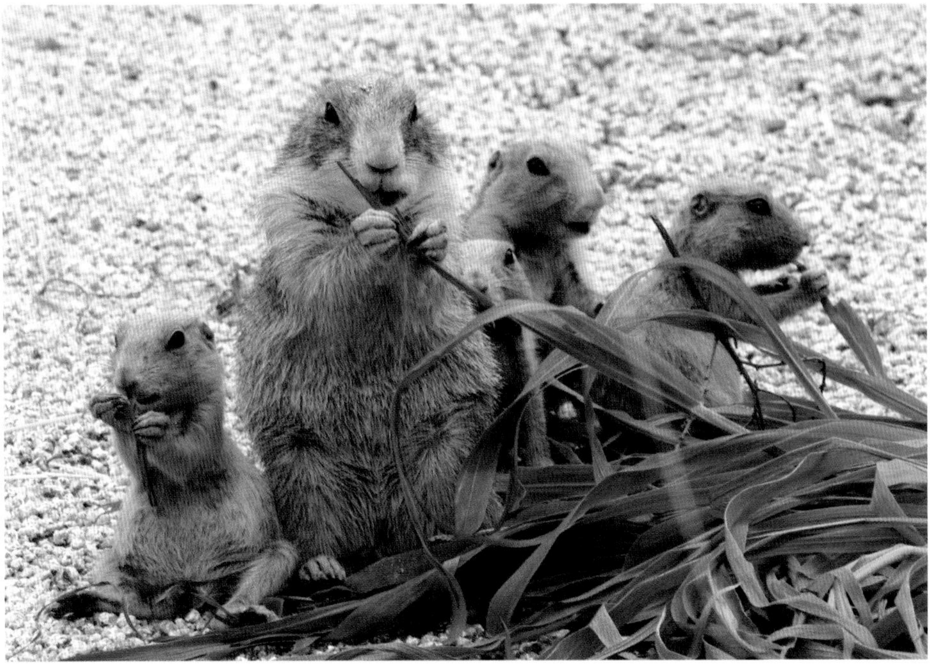

オグロプレーリードッグ

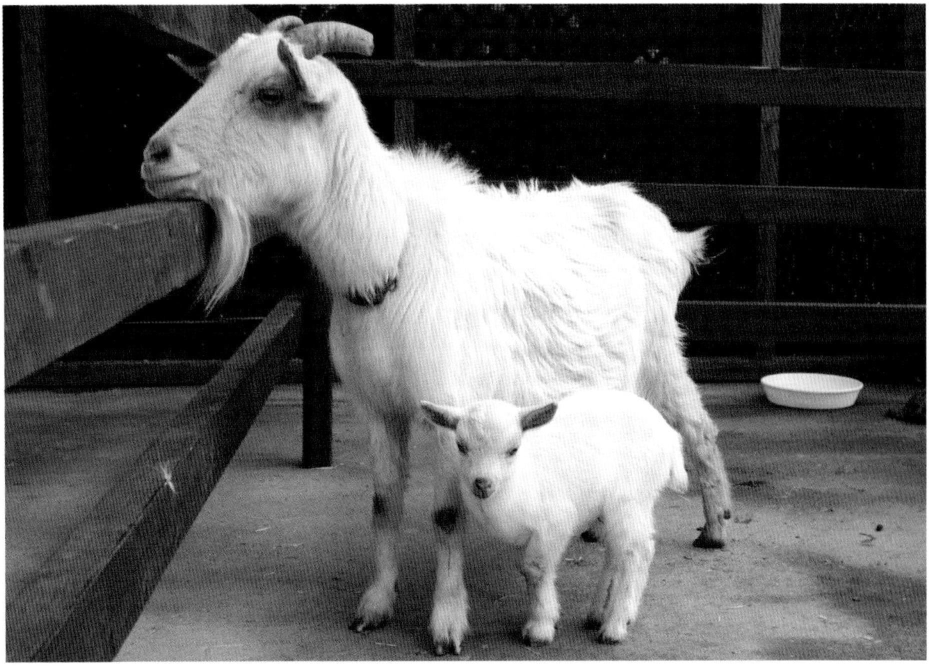

シバヤギ

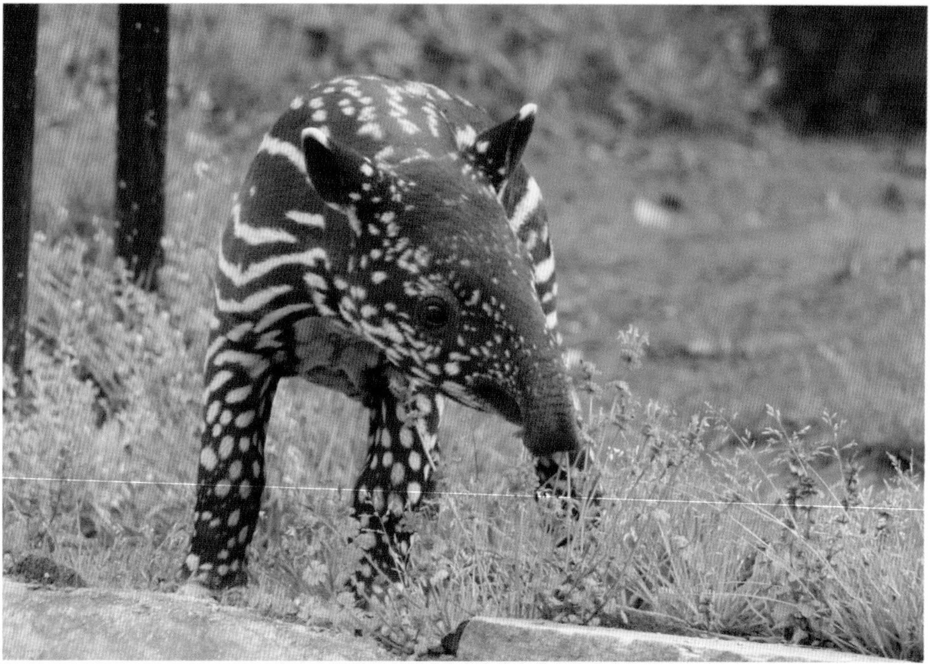

マレーバク

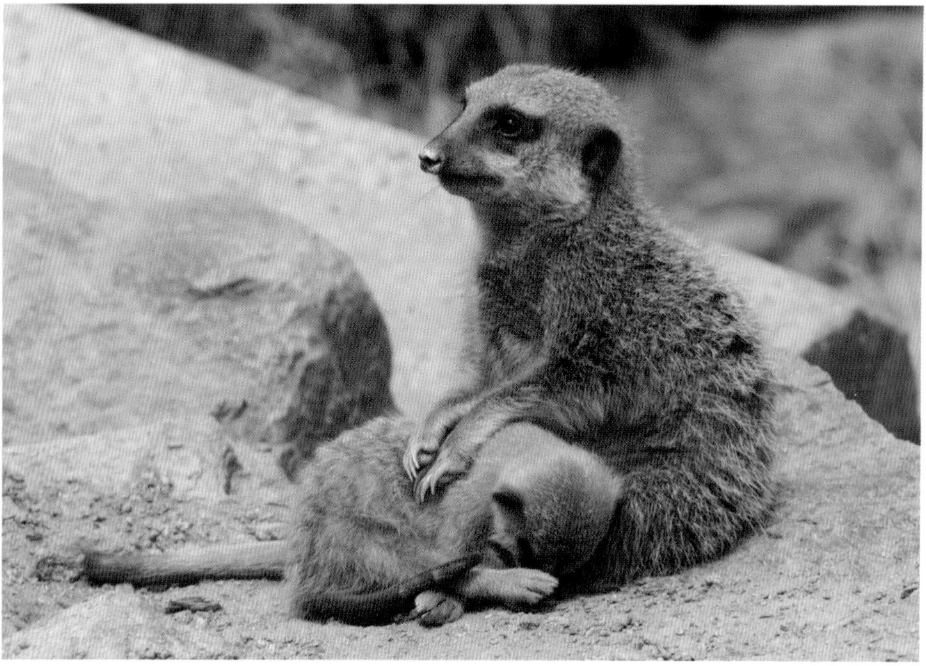

ミーアキャット

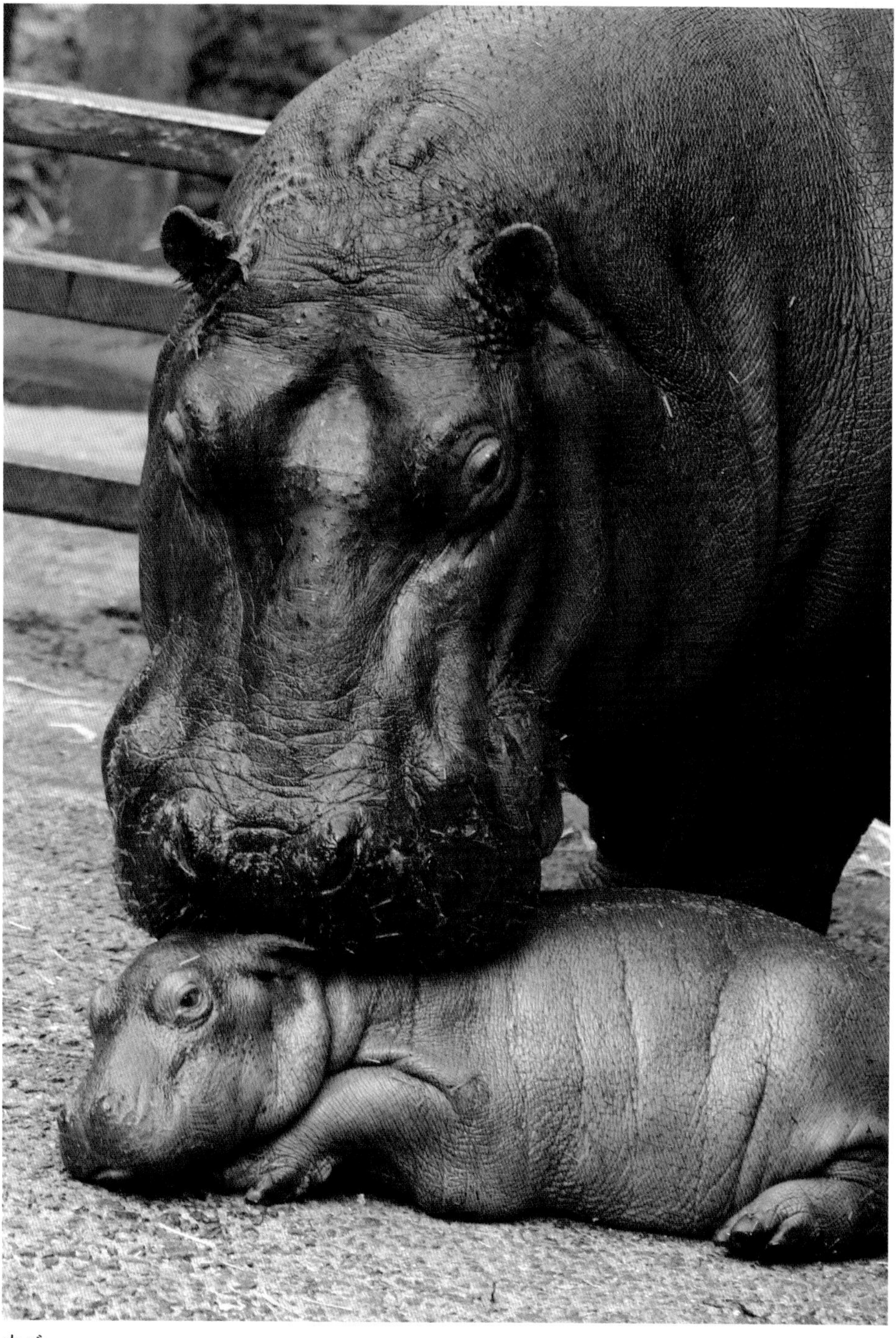

カバ

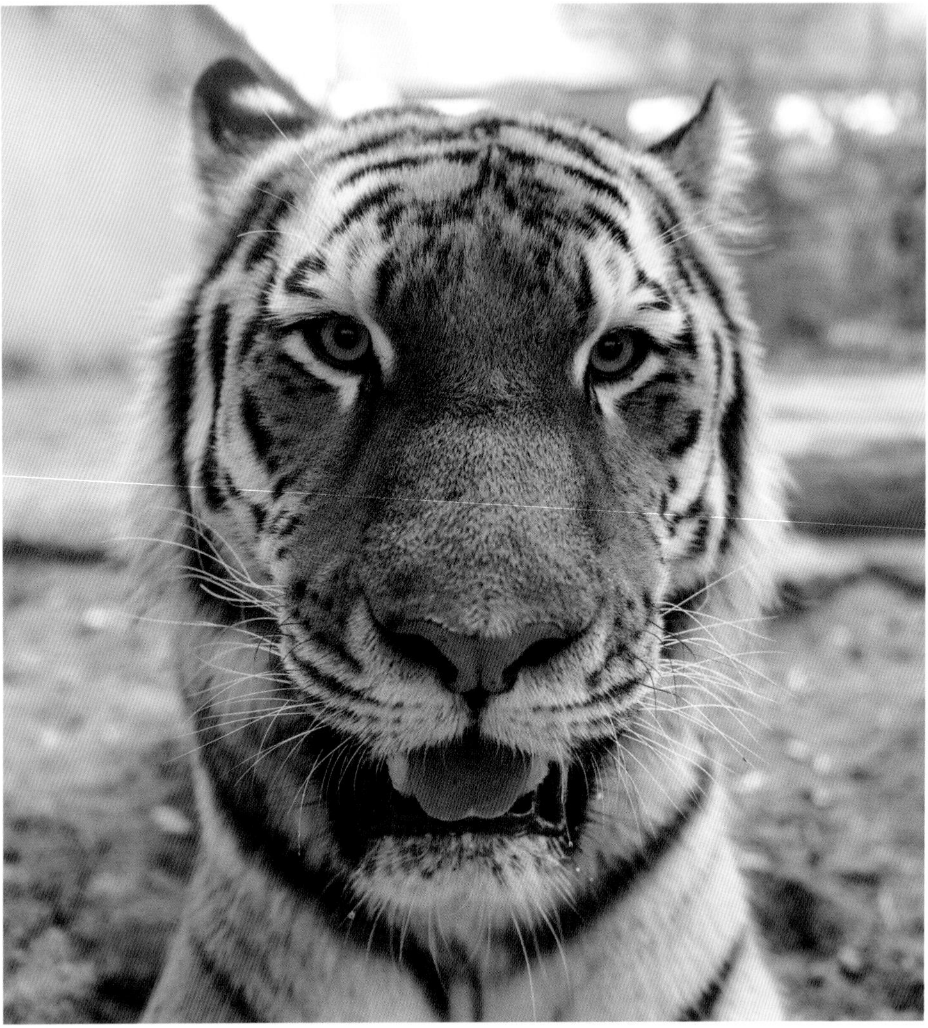

アムールトラ

那須どうぶつ王国
栃木県

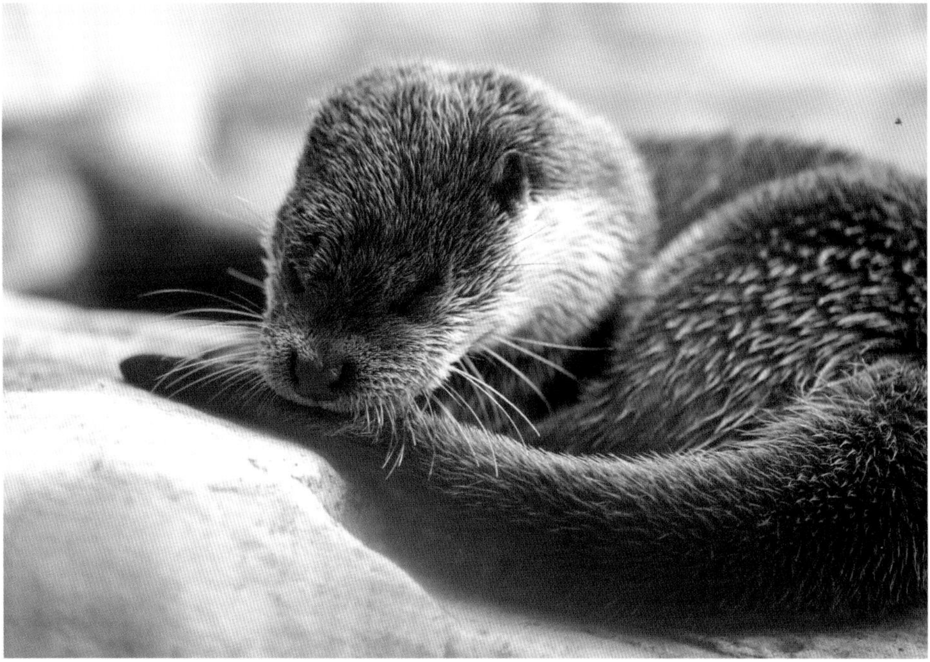

ユーラシアカワウソ

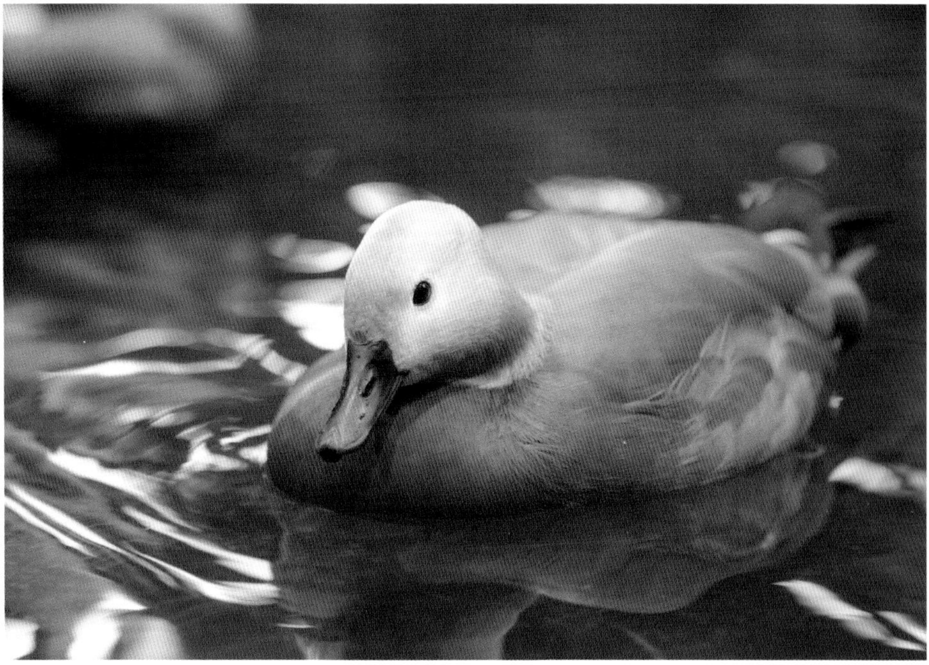

アカツクシガモ

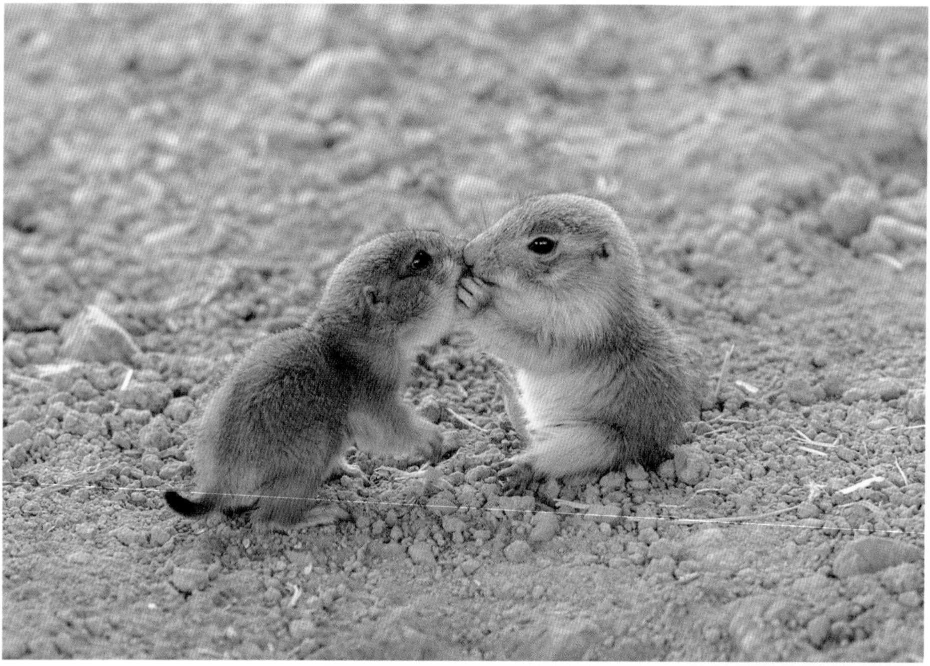

オグロプレーリードッグ

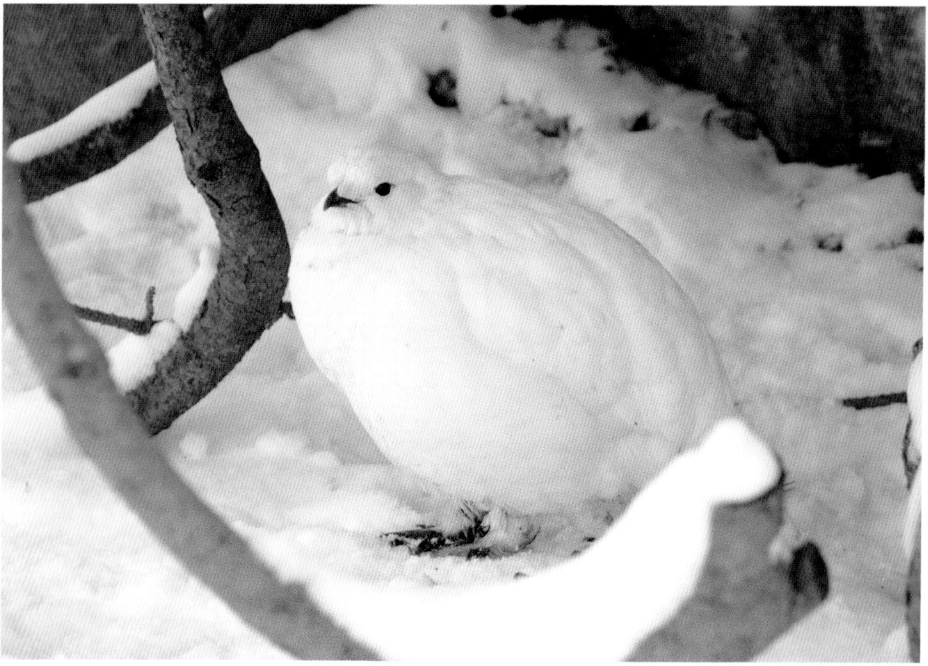

ライチョウ

那須どうぶつ王国

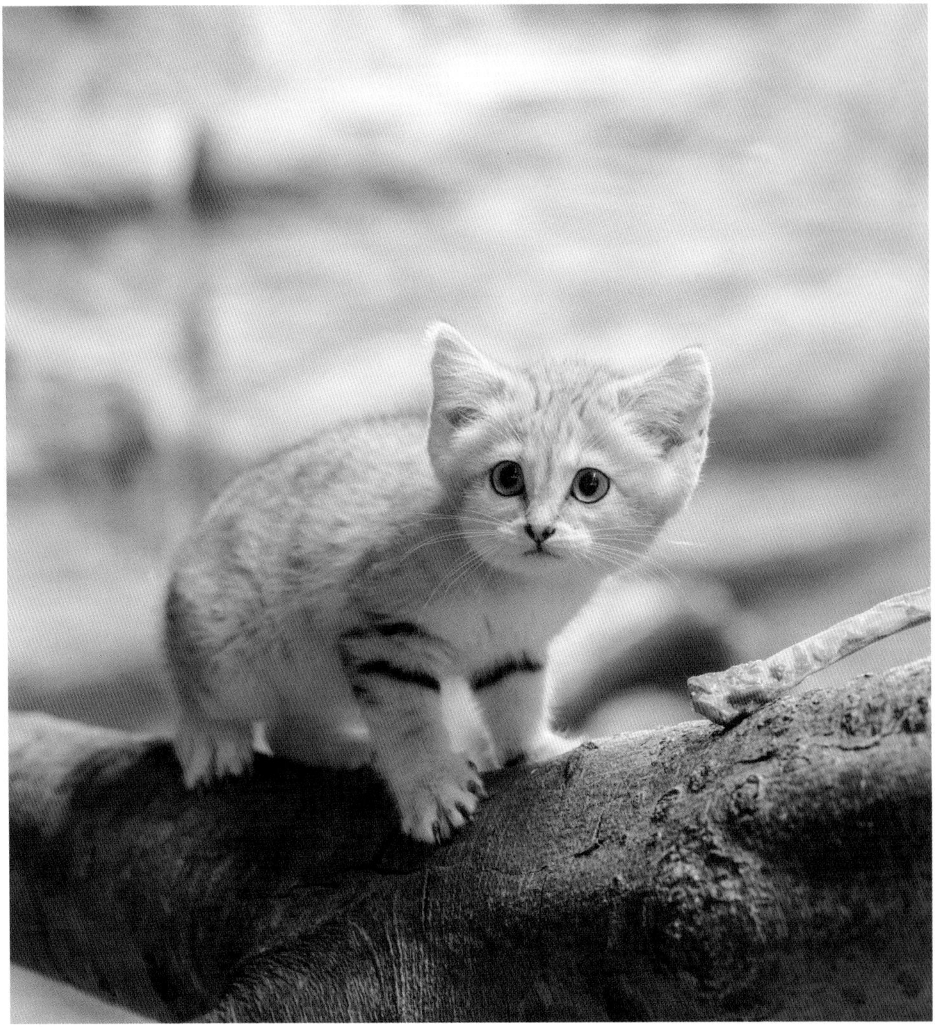

スナネコ

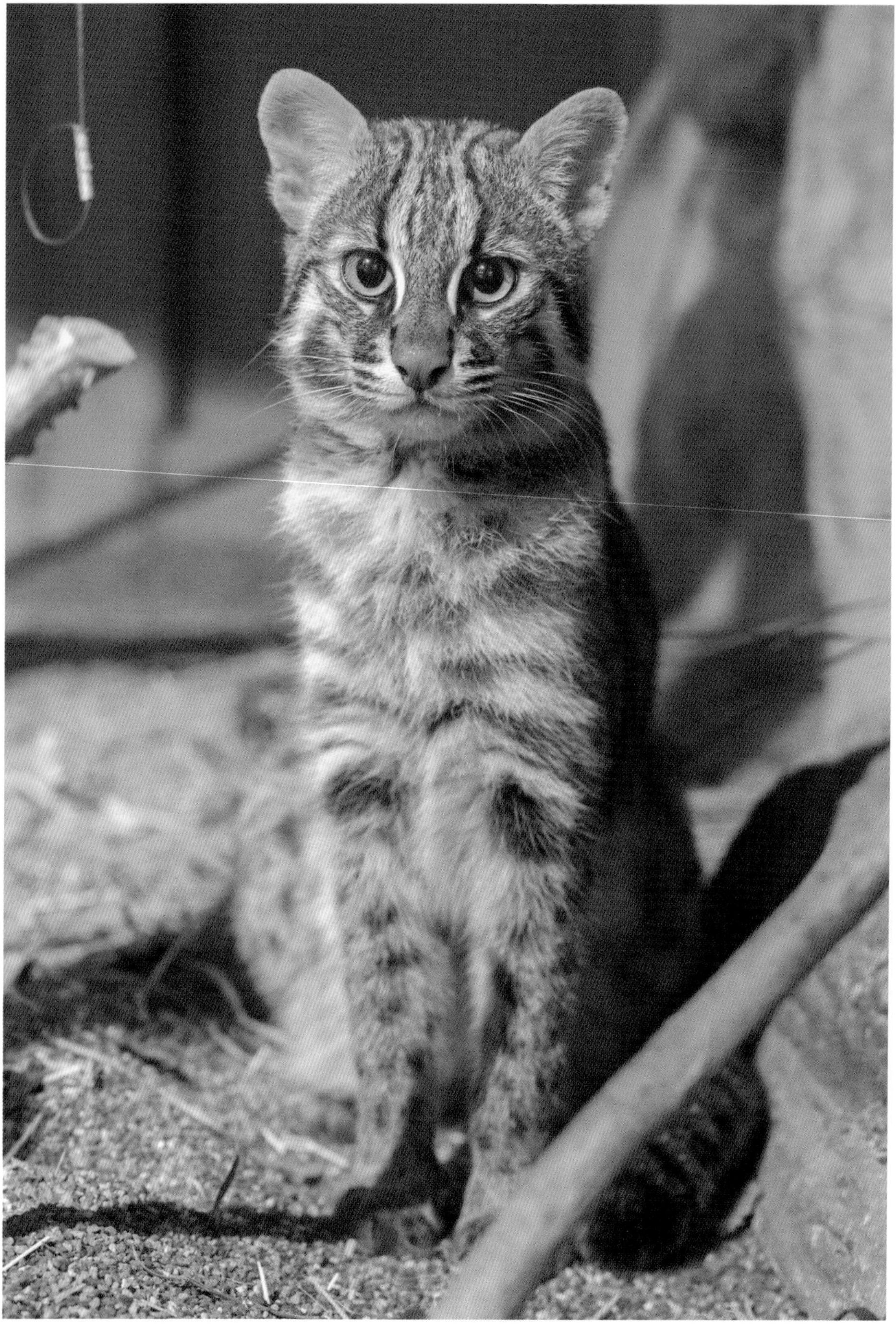

ツシマヤマネコ

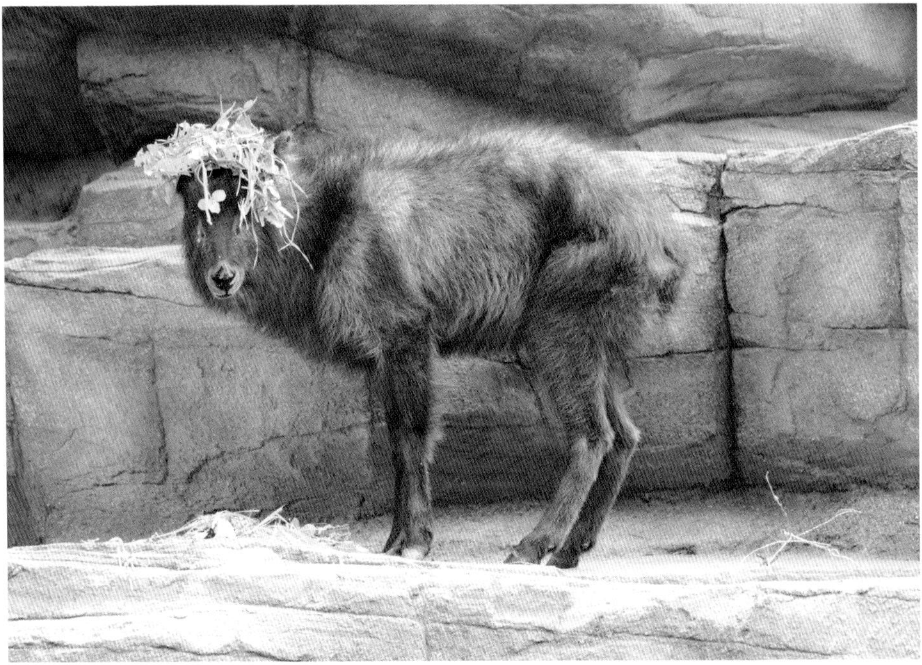

ニホンカモシカ

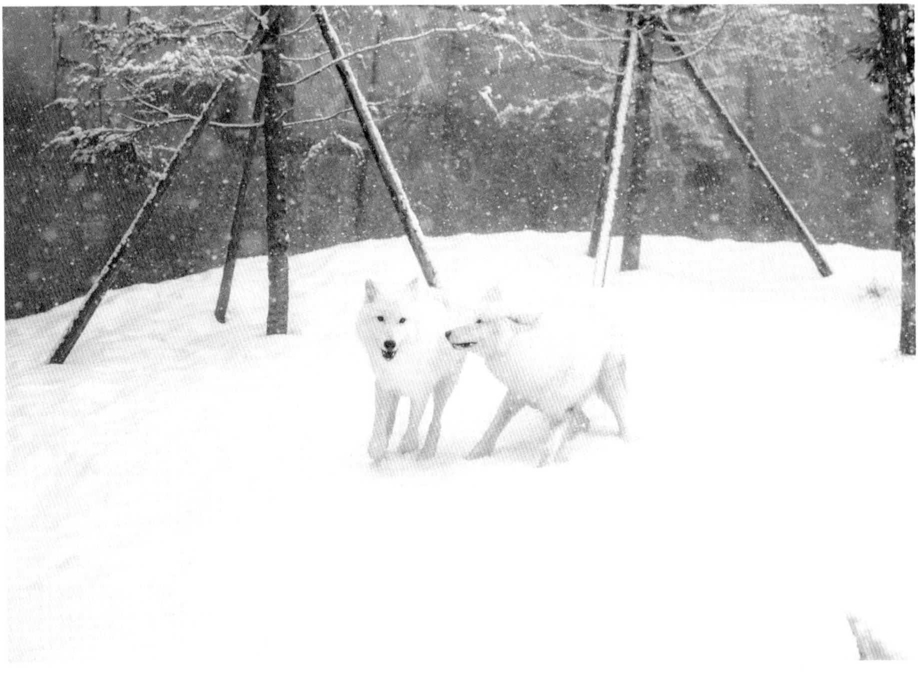

ホッキョクオオカミ

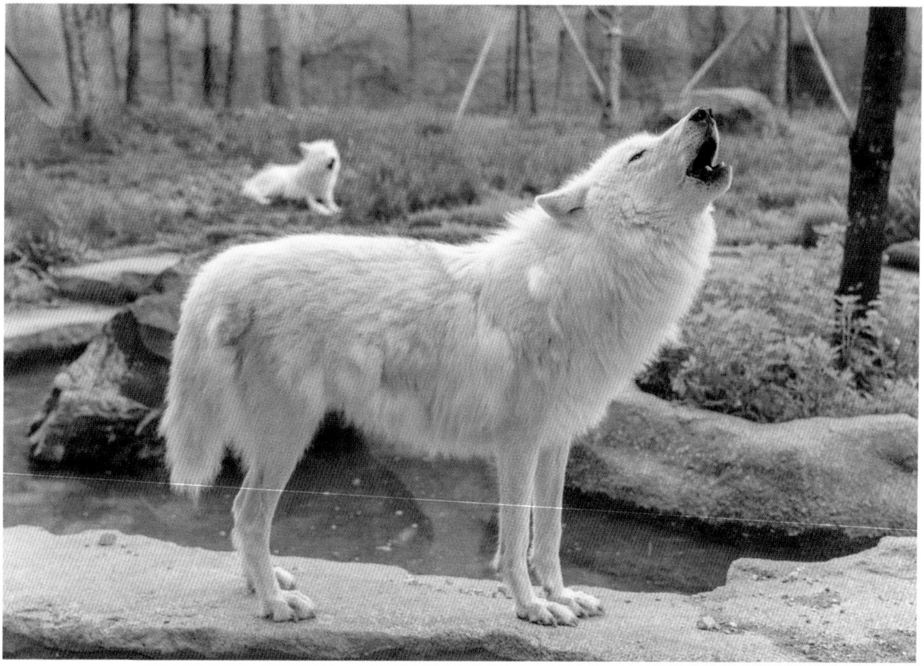

ホッキョクオオカミ

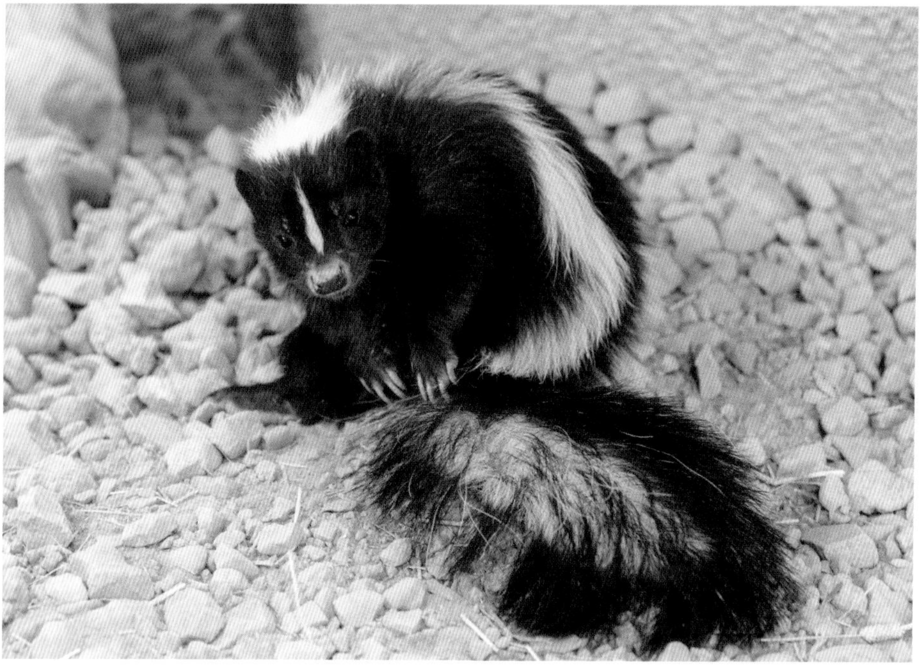

シマスカンク

那須どうぶつ王国

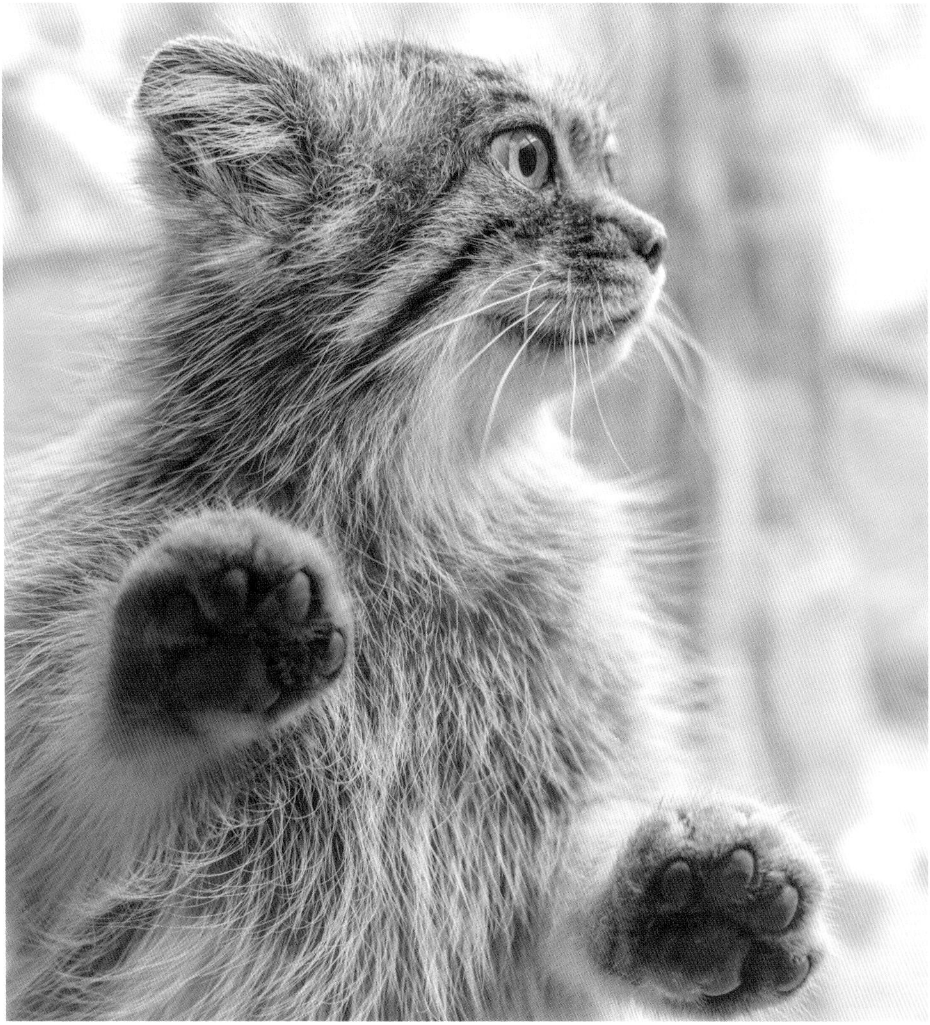

マヌルネコ

Part 3 動物＆魚たちに会いに行こう!

※本リストは2023年1月時点の情報です
※北から順に掲載しています

動物園・水族館データ

登別マリンパークニクス

写真は
66ページから

約400種、20000点を飼育している水族館。通年でペンギンが広場を歩く「ペンギンパレード」や、照明、音楽と共に給餌を見せる「イワシのパフォーマンス」などが見どころ。

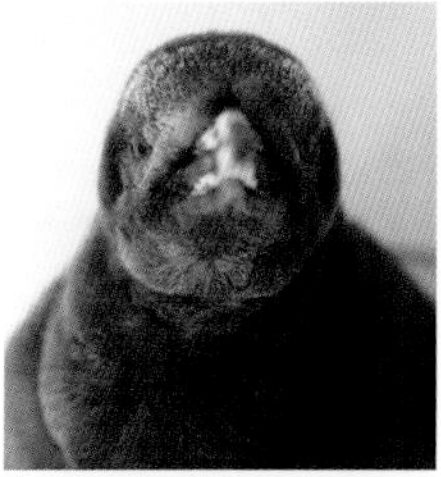
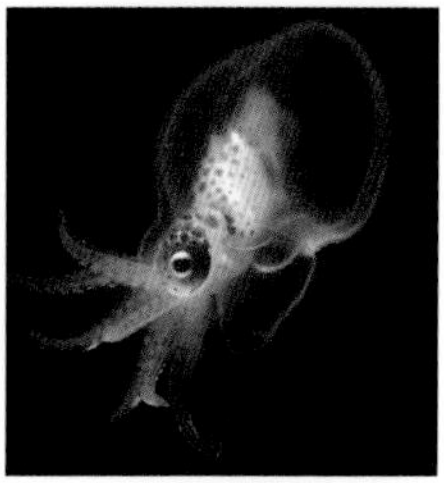
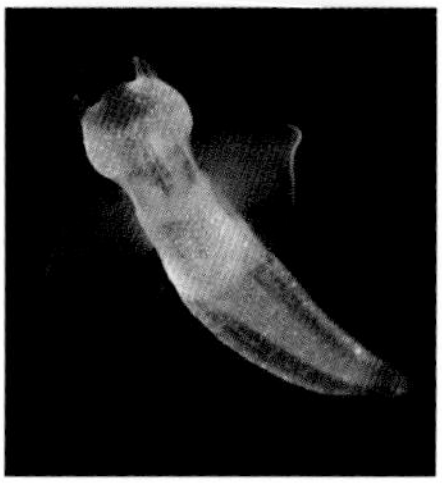
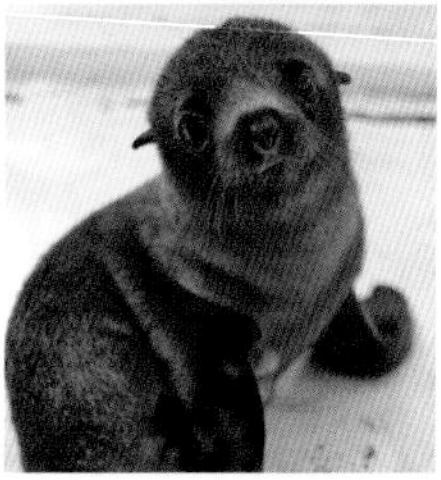

〒059-0492
北海道登別市
登別東町1丁目22
TEL：0143-83-3800
HP：https://www.nixe.co.jp

Twitter：@marinepark_nixe
Instagram：noboribetsumarineparknixe
YouTube：登別マリンパークニクス

那須どうぶつ王国

写真は
114ページから

東京ドーム約10個分の自然豊かな敷地で、動物たちのパフォーマンスやふれあい体験などが楽しめる。スナネコやホッキョクオオカミなど、珍しい動物に会うこともできる。

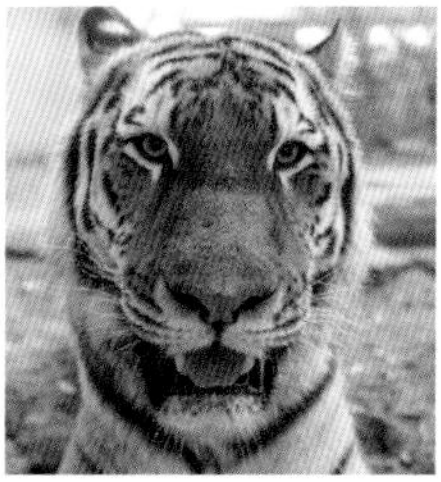
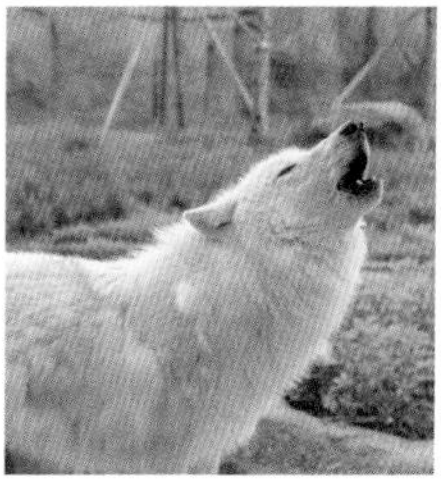
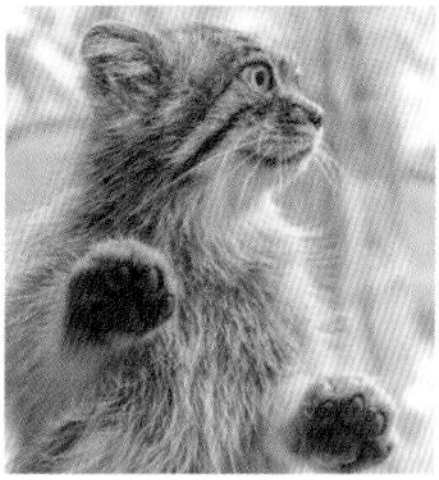
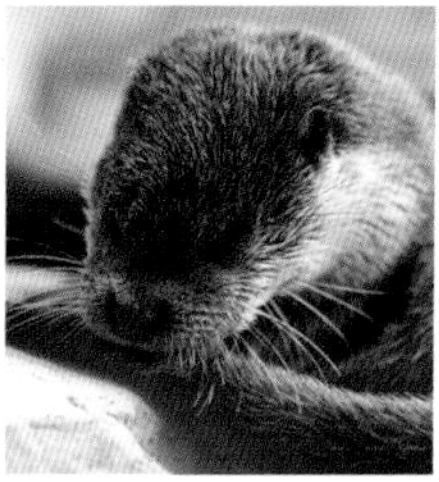

〒329-3223
栃木県那須郡
那須町大島1042-1
TEL：0287-77-1110
HP：https://www.nasu-oukoku.com

Twitter：@nakprstaff
Instagram：nasu_animal_kingdom
YouTube：那須どうぶつ王国

埼玉県こども動物自然公園

写真は42ページから

動物たちとの距離が近い施設が魅力的な動物園。乗馬や搾乳などを通して、動物たちとのふれあい体験をすることもできる。希少動物の生息域外保全の場としても大きな役割を担う。

〒355-0065
埼玉県東松山市岩殿554
TEL：0493-35-1234
HP：https://www.parks.or.jp/sczoo/

Twitter：@saitamazoo_tw
Instagram：saitamazoo
YouTube：埼玉県こども動物自然公園
(SaitamaChildrensZoo)

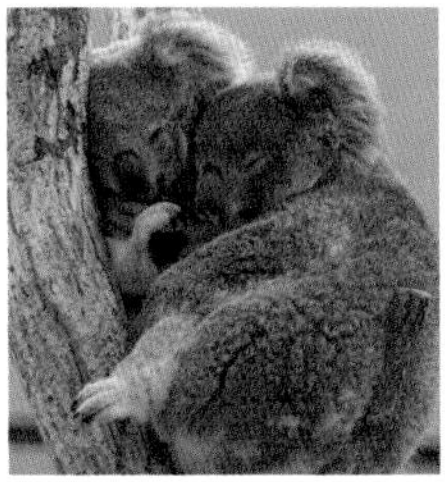
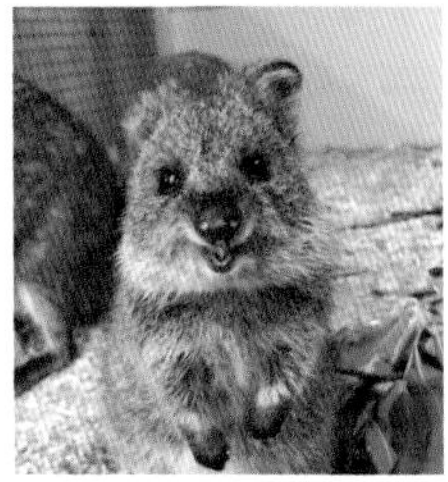
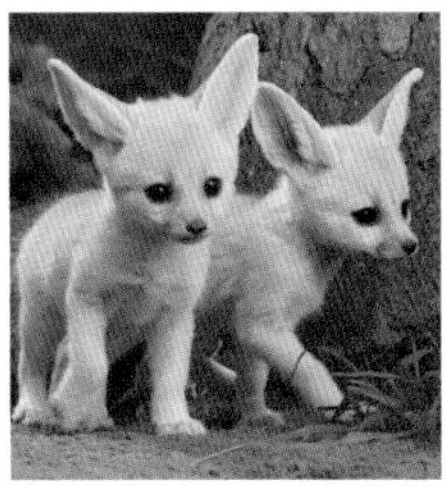
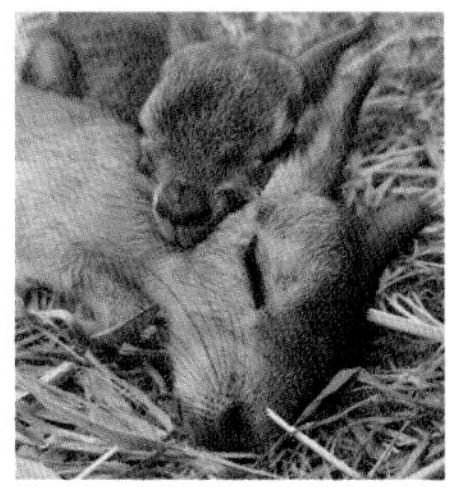

横浜・八景島シーパラダイス

写真は50ページから

日本最大級の水族館「アクアミュージアム」や、バンドウイルカやコツメカワウソなど、生き物とふれあえる施設が見どころ。水中散歩気分を味わえる「アクアチューブ」も必見。

〒236-0006
神奈川県横浜市金沢区八景島
TEL：045-788-8888
HP：http://www.seaparadise.co.jp

Twitter：@_seaparadise_
Instagram：seaparadise_official
YouTube：横浜・八景島シーパラダイス

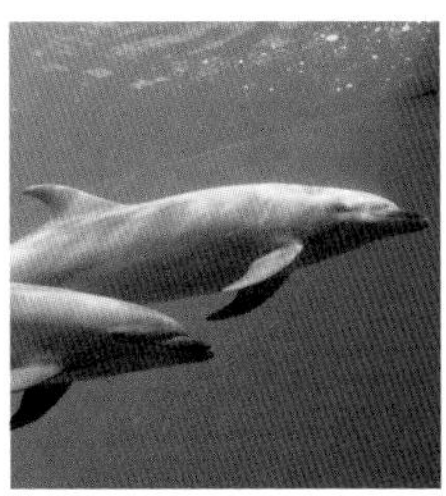
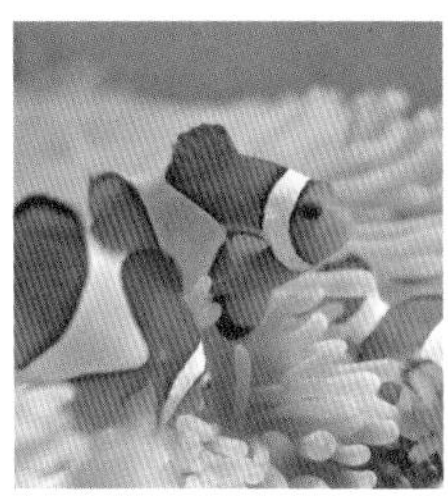
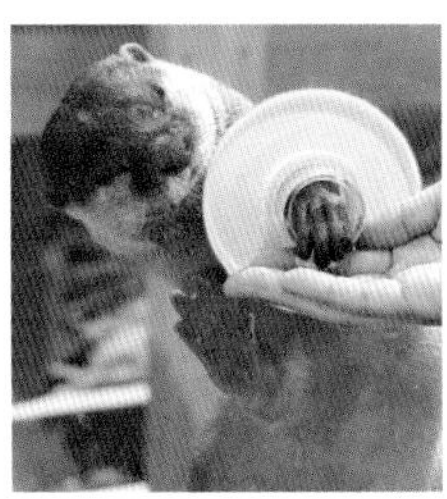
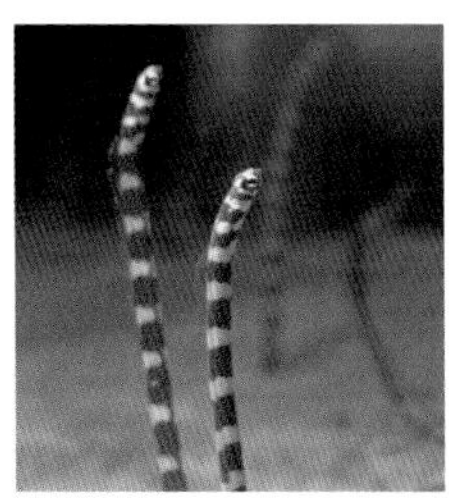

伊豆シャボテン動物公園

写真は
90ページから

約1500種のサボテンや多肉植物と、約140種の動物を飼育する動植物園。露天風呂に入るカピバラや、放し飼いのクジャクやリスザルとのふれあいなど、癒やしスポットが盛りだくさん。

〒413-0231
静岡県伊東市富戸1317-13
TEL：0557-51-1111
HP：https://izushaboten.com

Twitter：@izushabotenpark
Instagram：izu_shabotenzoogroup
YouTube：伊豆シャボテン動物公園
公式チャンネル

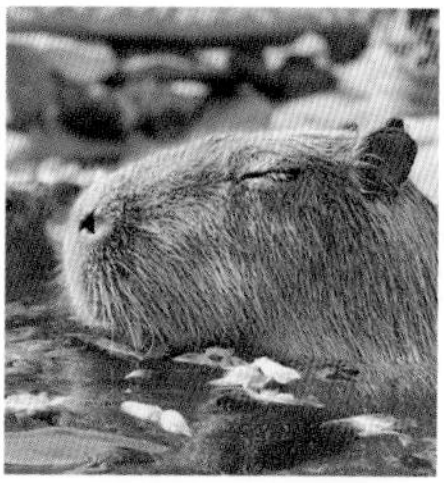
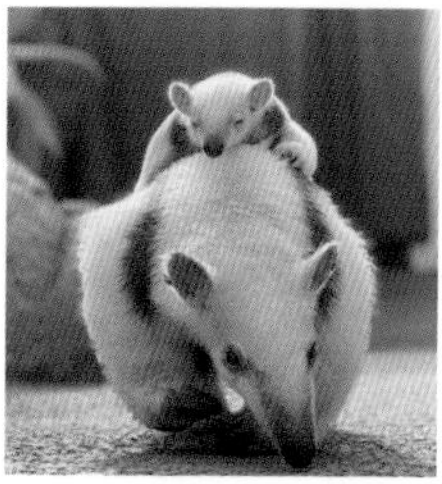
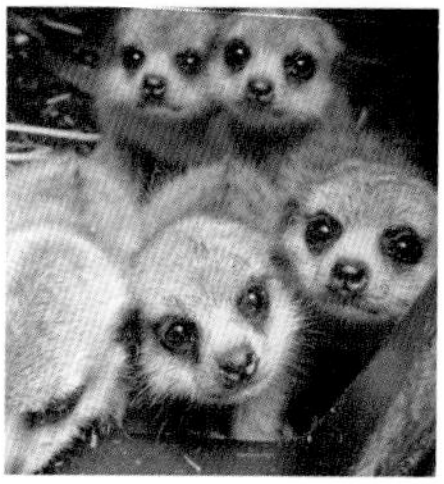
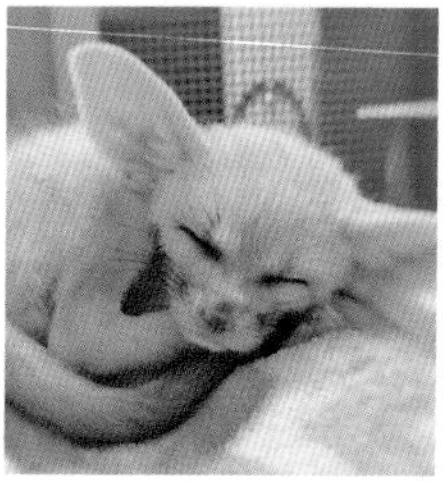

伊豆アニマルキングダム

写真は
82ページから

動物たちを歩きながら見ることができる「ウォーキングサファリ」やバックヤードを覗けるツアーなどが魅力的な動物園。動物園の目玉、ホワイトタイガーの餌やり体験は迫力満点。

〒413-0411
静岡県賀茂郡東伊豆町稲取3344
TEL：0557-95-3535
HP：http://www.izu-kamori.jp/izu-biopark

Instagram：animalkingdom_official
YouTube：【公式】伊豆アニマルキングダム

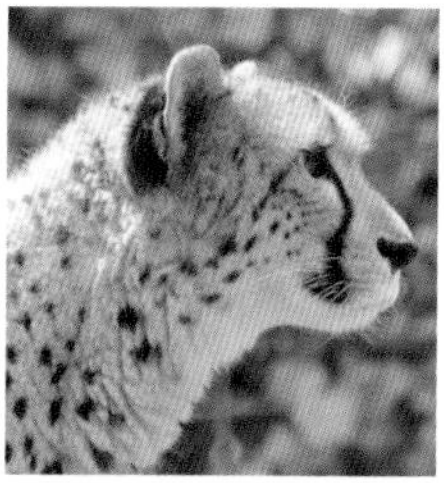
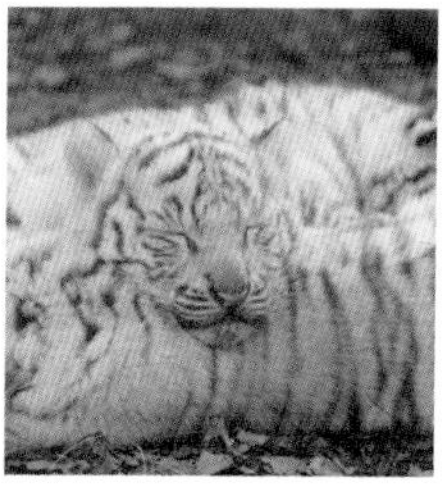
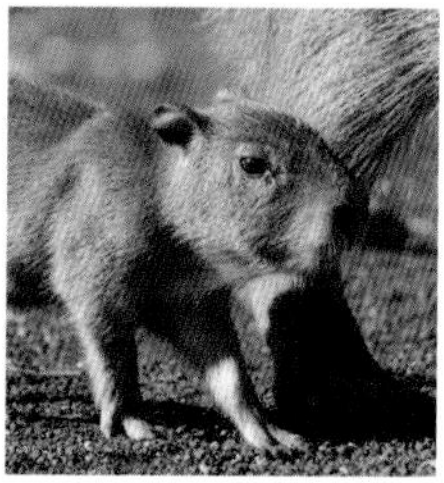
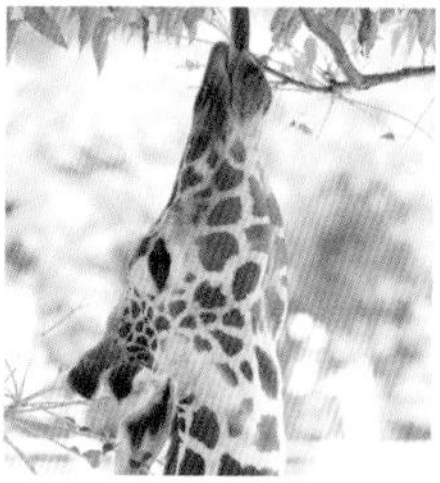

TOBA AQUARIUM 鳥羽水族館

写真は
98ページから

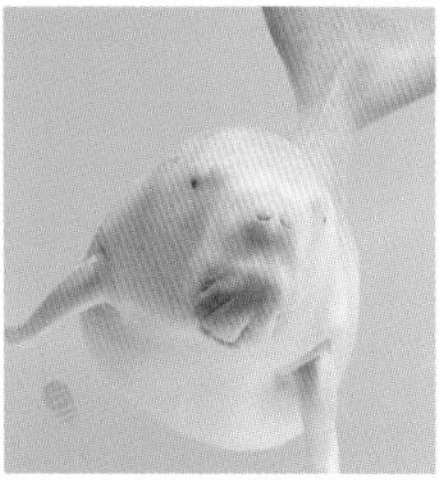
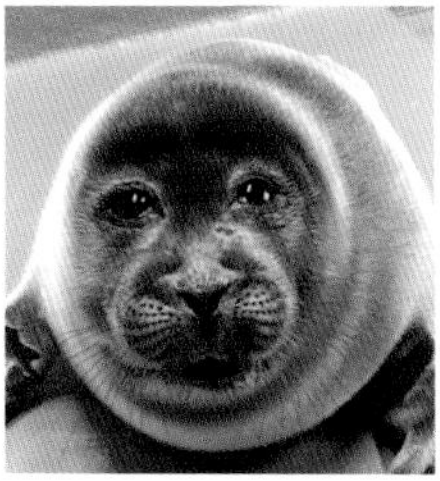
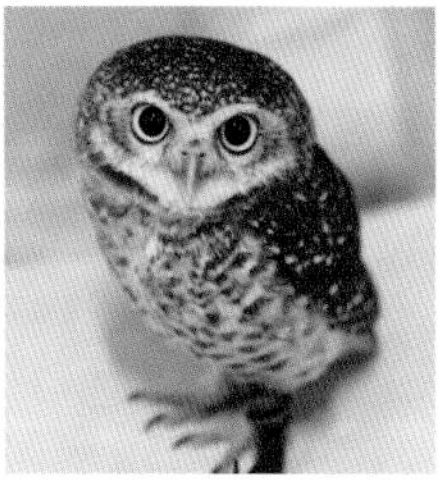
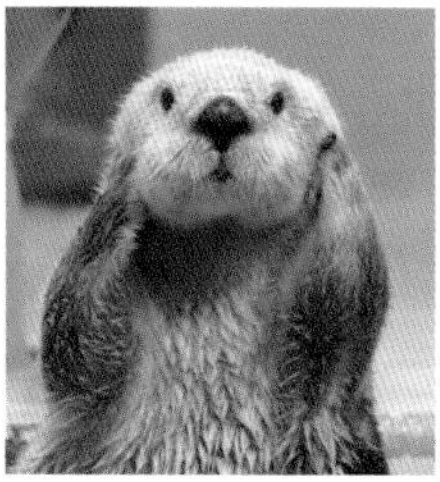

日本で唯一ジュゴンに会える水族館。約1200種の生き物を見ることができ、飼育種類数は日本一。「ラッコのお食事タイム」では、人気のラッコが、貝や魚をお腹に乗せながら食事をする様子を見ることができる。

〒517-8517
三重県鳥羽市鳥羽3-3-6
TEL：0599-25-2555
HP：https://aquarium.co.jp

Twitter：@TOBA_AQUARIUM
Instagram：toba_aquarium.official
YouTube：鳥羽水族館 TOBA AQUARIUM

ADVENTURE WORLD アドベンチャーワールド

写真は
74ページから

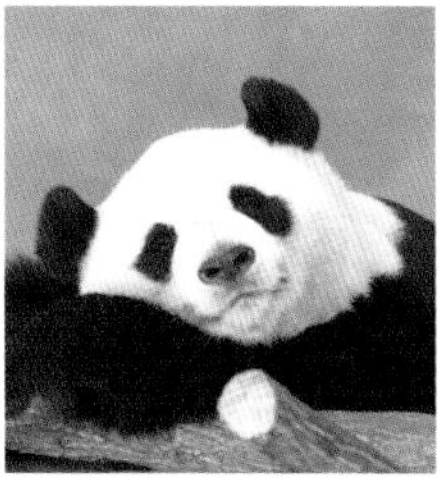
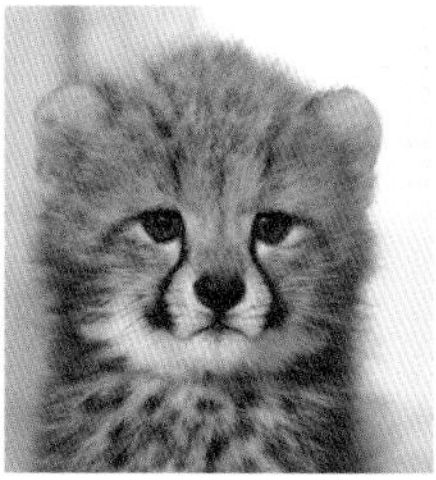
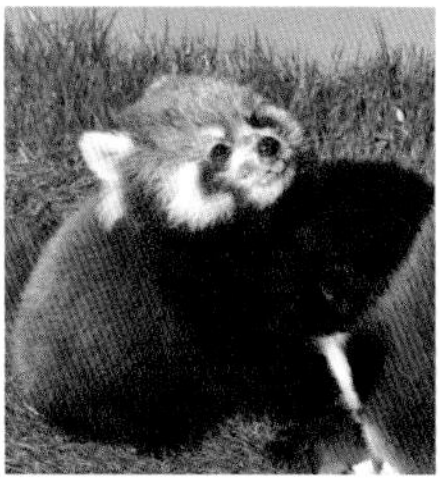
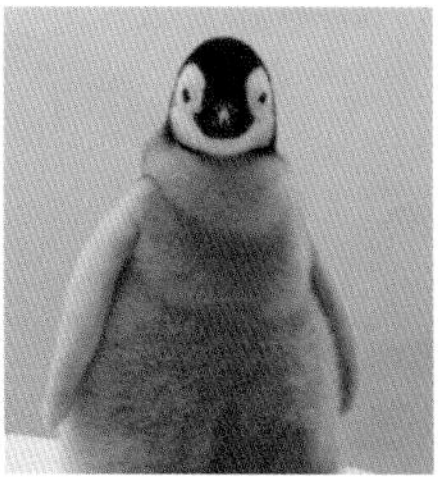

動物園・水族館・遊園地を併せ持つテーマパークで、多種多様な動物と出会うことができる。パンダの生態を観察しつつ、パンダファミリーと出会える「パンダラブ」など、見どころ多数。

〒649-2201
和歌山県西牟婁郡
白浜町堅田2399
TEL：0570-06-4481（ナビダイヤル）
HP：https://www.aws-s.com

Twitter：@aws_official
Instagram：adventureworld_official
YouTube：アドベンチャーワールド公式

神戸どうぶつ王国

写真は
58ページから

動物たちとの距離が近く、のびのびと暮らす姿を間近で見ることができる動物園。カピバラやアザラシ、ペンギンなど、多数の動物たちへの餌やりなど、ふれあい体験ができるのも魅力。

〒650-0047
兵庫県神戸市中央区
港島南町7-1-9
TEL：078-302-8899
HP：https://www.kobe-oukoku.com

Twitter：@kobe_doubutsu
Instagram：kobe_animalkingdom
YouTube：神戸どうぶつ王国
Kobe Animal Kingdom

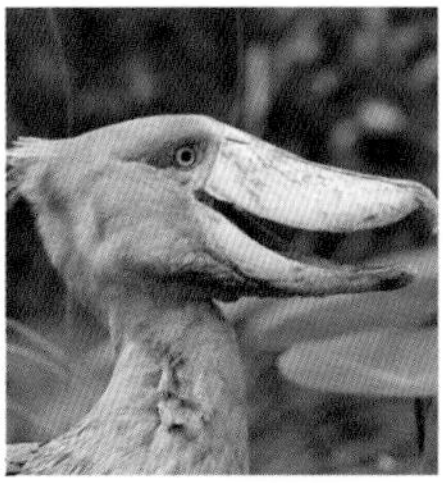
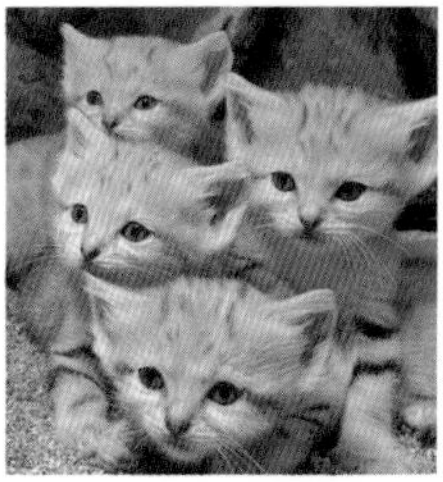
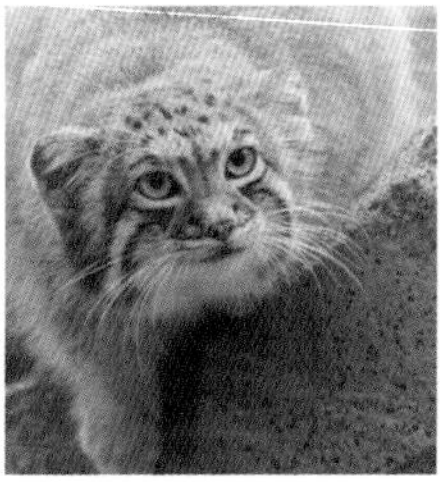
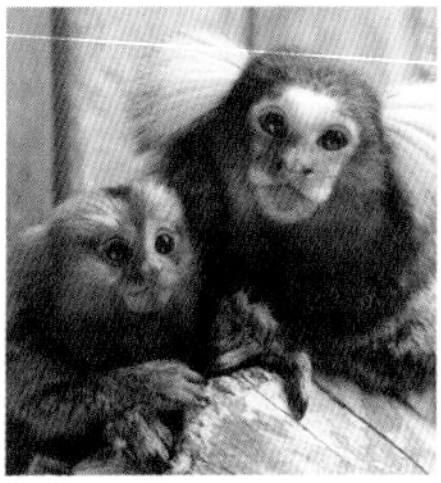

九州自然動物公園（アフリカンサファリ）

写真は
33ページから

広大な土地で動物たちが野生で暮らす姿を見ることができる、日本最大級のサファリパーク。人気のツアーは、ライオンやゾウ、ラクダなどに餌をあげながら移動する「ジャングルバス」。

〒872-0722
大分県宇佐市
安心院町南畑2-1755-1
TEL：0978-48-2331
HP：https://www.africansafari.co.jp

Twitter：@africansafari1
Instagram：africansafari_lion
YouTube：africansafarimovie

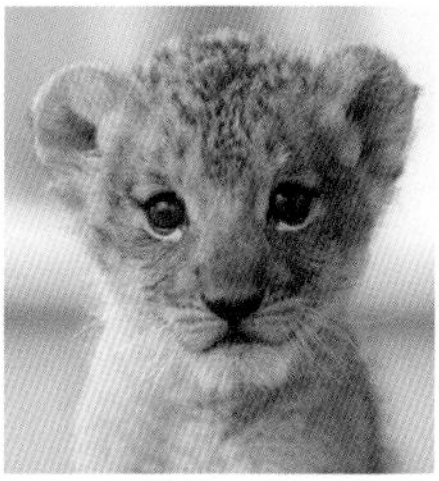
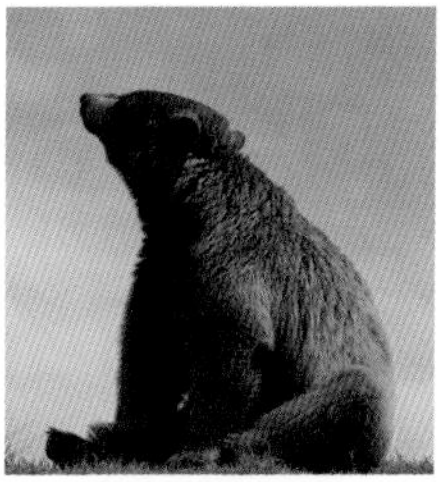
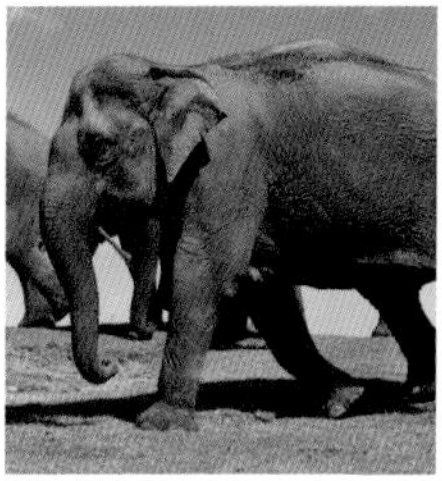
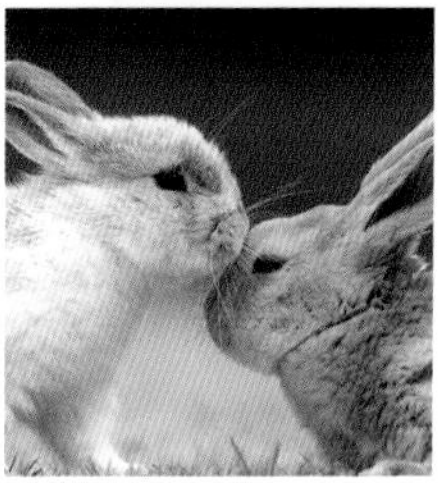

長崎バイオパーク

写真は
106ページから

動物が本来暮らす環境により近づけた「生態展示」方式で、自由気ままに過ごす動物たちを観察することができる。2頭のカバを飼育しており、夏にはスイカの餌やりも見ることができる。

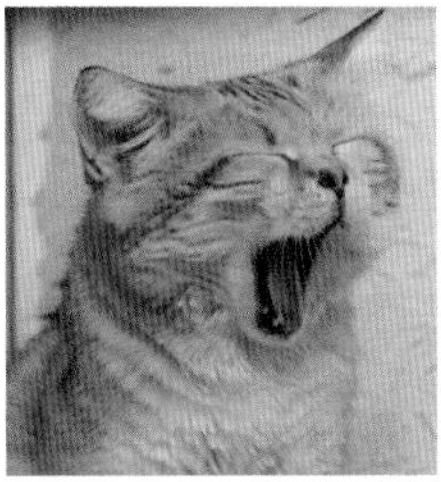

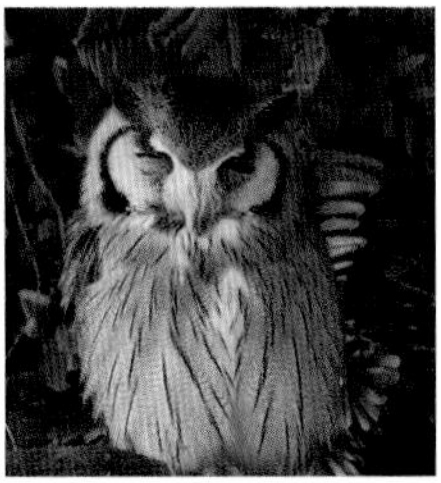

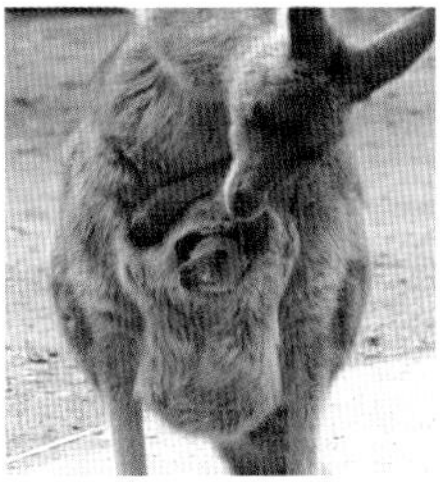

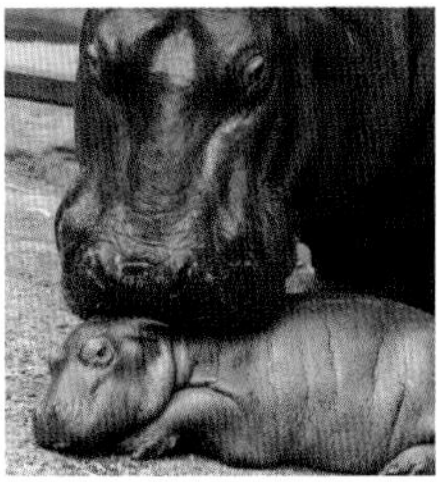

〒851-3302
長崎県西海市西彼町
中山郷2291-1
TEL：0959-27-1090
HP：https://www.biopark.co.jp

Twitter：@ngsbiopark
Instagram：ngsbiopark
YouTube：長崎バイオパーク公式

Special Thanks

本書出版にあたり、森永乳業
「マウントレーニア"深い癒やしプロジェクト"」
の皆様にご協力いただきました。

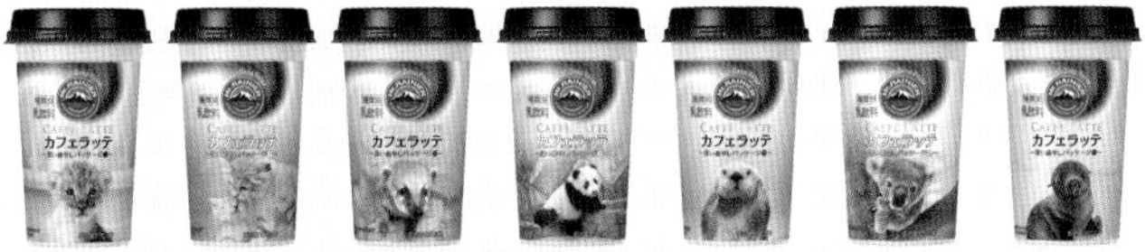

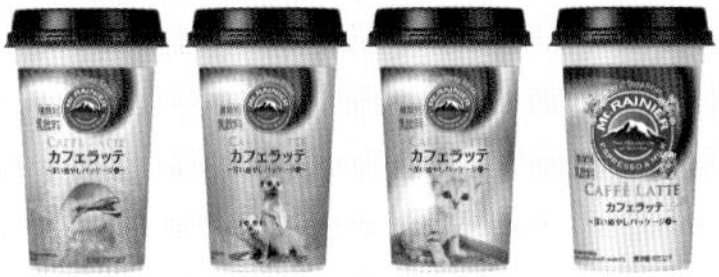

※現在は、このパッケージの
商品は販売しておりません

見るだけで心が整う
かわいい動物の写真

発行日　2023年1月26日　第1刷

著者　入戸野 宏

Special Thanks　森永乳業「マウントレーニア“深い癒やしプロジェクト”」
登別マリンパークニクス、那須どうぶつ王国、埼玉県こども動物自然公園、
横浜・八景島シーパラダイス、伊豆シャボテン動物公園、
伊豆アニマルキングダム、鳥羽水族館、アドベンチャーワールド、
神戸どうぶつ王国、九州自然動物公園（アフリカンサファリ）、
長崎バイオパーク（※北から順）

本書プロジェクトチーム
編集統括　柿内尚文
編集担当　高橋克佳、斎藤和佳、程 桃香
編集協力　片瀬京子、井原なみは、松田いづみ
デザイン・DTP　菊池崇+櫻井淳志（ドットスタジオ）
イラスト　ときのきひろ
校正　株式会社東京出版サービスセンター

営業統括　丸山敏生
営業推進　増尾友裕、綱脇愛、桐山敦子、矢部愛、相澤いづみ、寺内未来子
販売促進　池田孝一郎、石井耕平、熊切絵理、菊山清佳、山口瑞穂、吉村寿美子、
矢橋寛子、遠藤真知子、森田真紀、氏家和佳子
プロモーション　山田美恵、山口朋枝
講演・マネジメント事業　斎藤和佳、志水公美、程 桃香

編集　小林英史、栗田亘、村上芳子、大住兼正、菊地貴広、山田吉之、
大西志帆、福田麻衣
メディア開発　池田剛、中山景、中村悟志、長野太介、入江翔子
管理部　八木宏之、早坂裕子、生越こずえ、名児耶美咲、金井昭彦
マネジメント　坂下毅
発行人　高橋克佳

発行所　株式会社アスコム

〒105-0003
東京都港区西新橋2-23-1　3東洋海事ビル
第2編集部　TEL：03-5425-8223
営　業　局　TEL：03-5425-6626　FAX：03-5425-6770

印刷・製本　株式会社光邦

Printed in Japan ISBN 978-4-7762-1251-5